美食の夜、苦悶の目覚め

痛風の朝

本の雑誌社

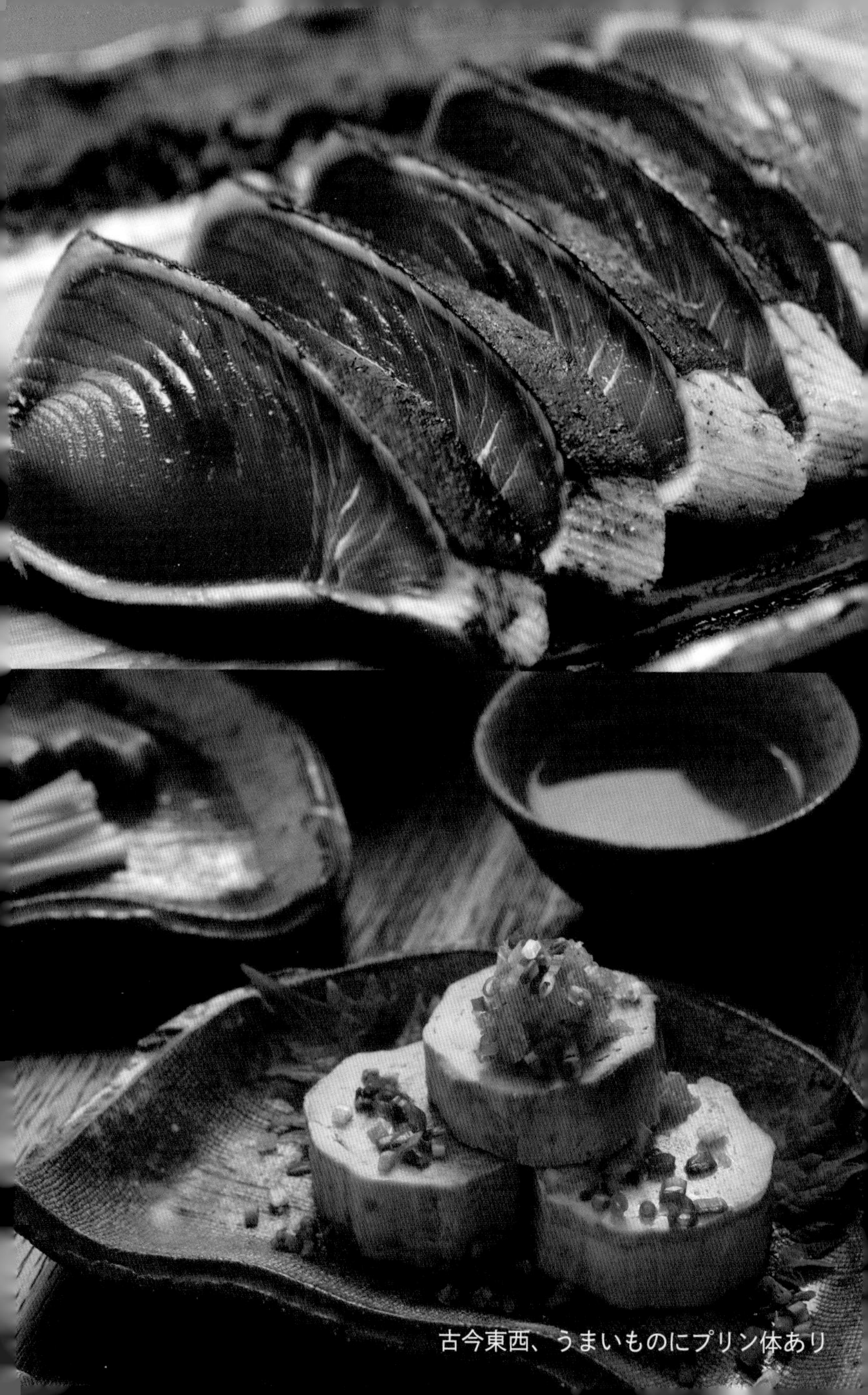
古今東西、うまいものにプリン体あり

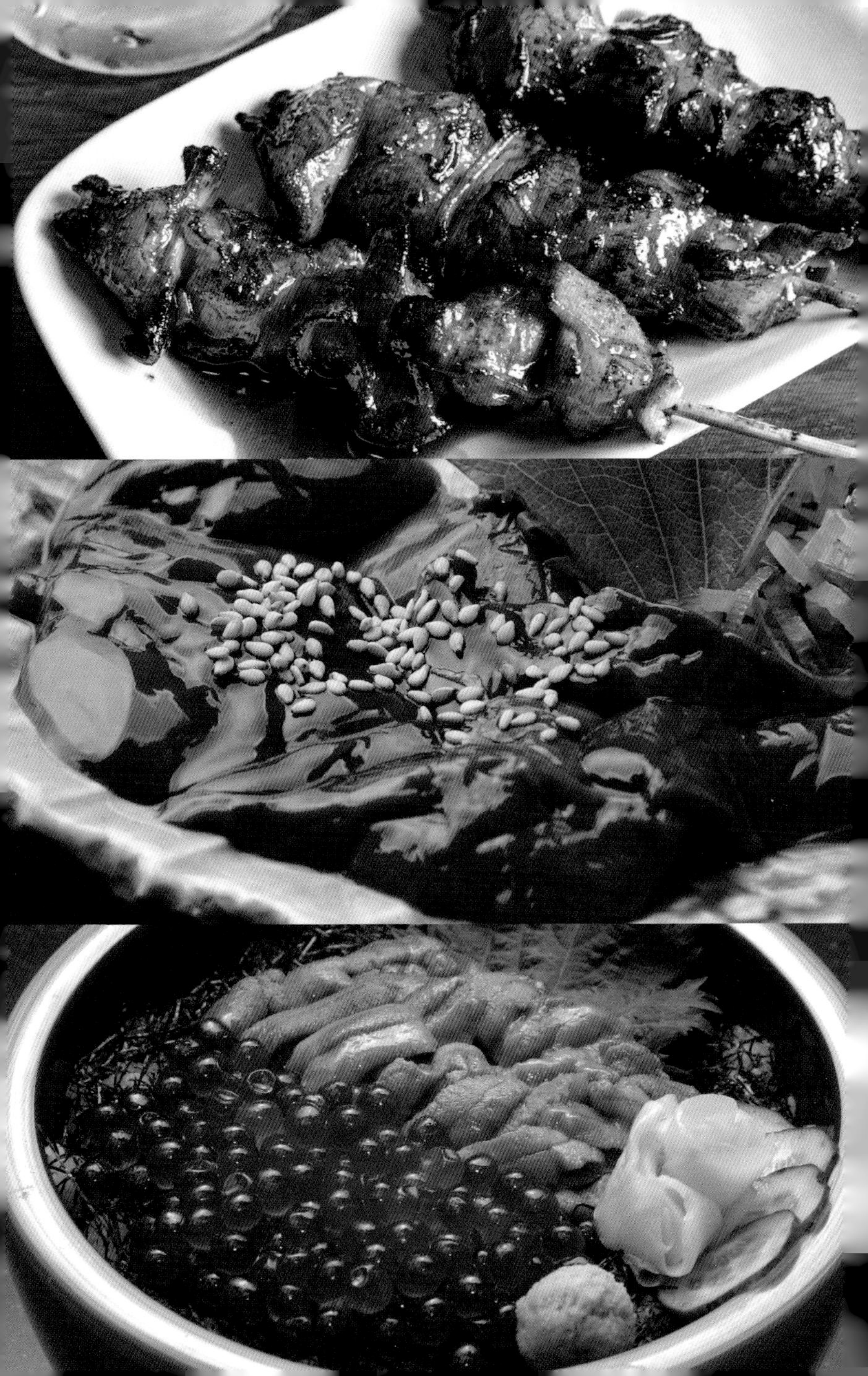

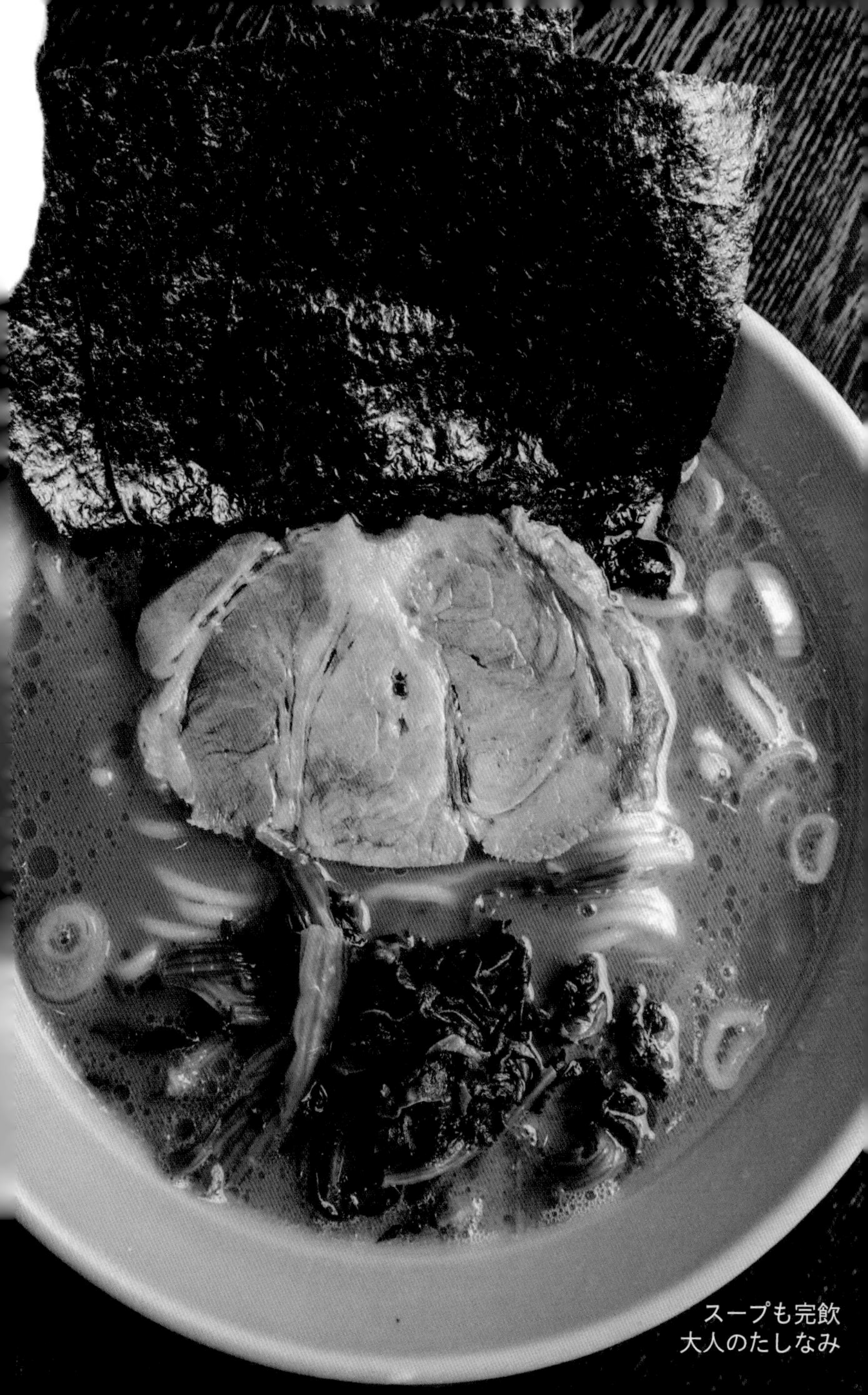
スープも完飲
大人のたしなみ

痛風の朝

キンマサタカと
全日本痛風連盟 編

本の雑誌社

はじめに

朝起きたら足が腫れていた。病院に行っていつもの痛み止めを処方してもらう。
今回はずいぶんと腫れたものだと足をさすっていると、長いこと世話になっているかかりつけの医師は「生活習慣を改めなさい」と渋い顔でカルテを記入した。

はじめて痛風の発作を経験したのは12年前。
発作はラブストーリーよりも突然にやってきて、一人の人間を心身ともにズタボロにして去っていった。発作から1週間は日常生活もままならなかった。

それから長いこと、この病と付き合ってきた。

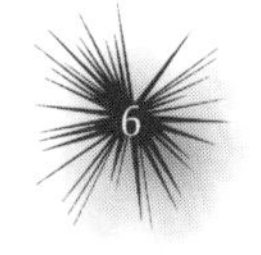

そんな私を人々は冷たい目で見る。

贅沢病と誤解されることも多い。

すこし間違っていて、すこし正しい。


痛風であると告白すると、皆がすこしだけ興味を持ってくれる。

「あいたた」と痛がると大喜びしてくれる。自業自得だからだ。痛風は人を笑顔にさせる力がある。

酒場で足を引きずって歩いていると、「実は私も」と手を差し伸べてくれる人がいる。

同志の存在は心強く、同じ苗字の人に出会ったような、妙な連帯感が生まれる。


痛風を患ったことがある仲間たちは、それぞれの表情で痛風を語る。

恐怖、懐古、後悔。

過去の恋愛を話すように、なぜかさっぱりした顔をしているのが気になる。まるで他人事だ。

だが、発作が出た瞬間、「くそが!!」と腫れ上がった自分の関節に向かって呪詛の言葉を吐く。

そして、また忘れる。それを繰り返す。

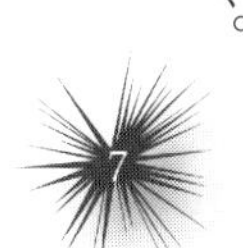

痛風は身から出たサビである。

現世の業がいっぺんに関節にやってきて、一日中私を苦しめる。

私は静かに痛がる。誰も同情をしてくれないから。

そして、痛風について考える。


私たちの人生が、痛風前と痛風後にわけられるとしたら。

痛風を知ってからの方が、毎日が彩り豊かになった気がする。

発作の気配がすると、背中を冷たい汗が流れる。

強烈な痛みは、生きていることを実感させてくれる。

いつ発作が出てもいいように薬を持ち歩く用心深さも身についた。

アルコールやプリン体含有量が発作に直結すると知ってから、メニューを吟味して注文するようになった。

背徳感という言葉を背負って酒場で飲む酒はとにかくうまい。

一番の収穫は、たとえ痛みが出たとしても食べたい、飲みたいと思えるものに出会えたことだ。

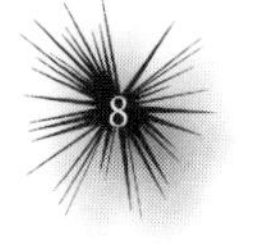

痛風は本当に大事なものを気づかせてくれた。

ということは、あの痛みは、大人の成長痛なのかもしれない。きっとそうなのだろう。

本書はおそらく本邦初、いや世界初の痛風アンソロジーである（違ったらごめんなさい）。医学的見地はさておき、各界の第一線で活躍する方たちが、痛風に関する思いを寄せてくれた。

痛風について語ることが、こんなに面白くなるとは思いもしなかった。

我が身を犠牲にして産み落とされた原稿たちは涙なしでは読めないだろう。だが、笑ってやってほしい。

痛風にまつわるあれこれを楽しんでいただきたい。

キンマサタカ

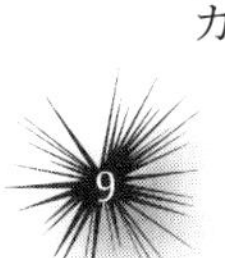

目次

第2章　痛風は喜劇だ

第3章　痛風は文学だ

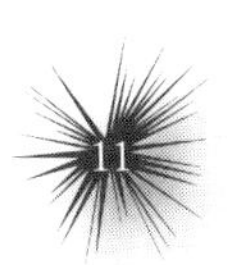

第4章　痛風は旅だ

痛風を知ろう

第1章　痛風は人生だ

Tポイントとは　～日本全国食べ歩きとTポイント～

田中邦和

たなか・くにかず／1966年生まれ。東京大学文学部卒。音楽家・木管楽器奏者。訪れる各地の美味いものにより生来の煩悩が開花。食と酒への愛から、dancyuなどで執筆も行う。ビールは最初の一杯だけ、スパゲッチには粉チーズとタバスコてんこ盛り、カシラは塩でよく焼く。

あれは十数年前だったか、ツアー先の大阪で何と無く違和感を感じた右足の親指付け根が、ズキズキと痛くなったのは。

次第に腫れ、やがて赤くなり、痛みも酷くなり、夜に控えた本番のことも考えて飛び込みで病院へ。

医者はのんびりとした口調でいう。

「どうしました?」

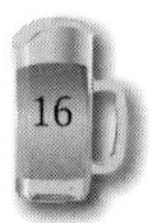

「足を捻ったかぶつけたかでなんかこんな。捻挫でしょうか？」

「あーこれは痛風でんな〜」

「え？」

驚いたのは理由があった。私はプリン体には縁遠い生活を送っていると思っていたからだ。

「ビールは飲みますか？」

ビールはほとんど飲まない。

「ワインとか焼酎です」

「そうですか」

だが、私の風貌と体型を見てろくでもない生活を送っていると気が付いたのだろう。「こうなった以上は今までの様には過ごせませんなあ」と言いながら医者は背中を向けてカルテに何かを書き込んだ。

ああ。

なんとなく、「自分だけは大丈夫」と思っていた。それは根拠の無い妄想に過ぎなかったことを思い知らされた瞬間だった。

柔らかな関西弁が死刑宣告のように脳内再生されながら、痛み止めをもらって現場へ戻っ

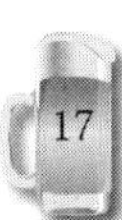

た。そして「いやー、痛風でした。」と言ったらスタッフたちは「ウヒャヒャヒャ！クニさんもいきましたか！」と本当に楽しそうに笑った。なぜだろう。その笑顔をまるで昨日の事のように鮮明に思い出す。

これが痛風との出会いだった。

なぜ人は痛風で「痛い痛い」と言っている人をみると、嬉しそうにニヤリと笑うのだろう。特に中年男性。

病気なのは厳然たる事実だし、痛みはそれはかなりのものだ。だが、他人の不幸は蜜の味。確かにそうだ。男が片足を引きずりながらよちよち歩く様は悲哀を帯びつつもコミカルであるのは間違いない。

自分の生業は音楽家であり、エンターテインメントという点で食と共通項が多い。職業柄、各地へ演奏ツアーに行くわけで、打ち上げの宴席はツアーの大きな楽しみだ。その土地の名物は、旅先で食べるからこそ美味しい。なぜあんなにうまいんだろう。

ついつい酒量も増える。

我々をもてなして下さる方たちは、ピンポイントで「この夜は空けておいてください」と照準合わせて、素晴らしい店に案内してくれる。ありがたいことだ。おかげさまで、ツアー中の我々は、連日の様に濃厚な愛情を降り注がれる。

まだ若かりし頃は、ハードなツアースケジュールの中で、飲みに行くのが楽しみで仕方なかった。締めの麺類まで行ってしまうのは避けては通れない道だと思っていた。翌朝も、軽い二日酔いで目覚める程度で、大した問題もなく過ごしていたのだった。

しかし、私は気が付いた。これは単に自覚症状がなかっただけ。その時の自分には見えていなかったのだった。

忍び寄る痛風の影を。

密かに「Tポイント」が溜まり続けていたことを。

買い物をして貯めるアレではない。Tとは痛風の頭文字のこと。要するにプリン体たっぷりなモノを食べたり、尿酸値が上がる行為を重ねることを、仲間内で「Tポイントを貯める」と呼ぶ。

例えば、濃厚なレバ刺しを食べた日なんかに「今日もたくさんポイント貯まったね」などと使う。

概して音楽家は言葉遊びが好きだから、痛風持ちのことは「ツーファァー」と呼ぶ。重症な人は「プロツーファァー」である。

プリン体がたくさん含まれる甲殻類や魚卵系、動物の内臓系などは「ツーフード」と呼ぶ。

プロツーファァーレベルになると、発作の数日前になんとなく関節に違和感を感じるそうだ。「シュワシュワしてる！」

「これは大きな波が来るかもしれない！　ビックウェーブ！」

プロツーファァーらしく予報までできる様にもなる。関節の痛みで雨が降りそうだと判るくらいのレヴェルである。

自分が知っているプロツーファァー達は皆さん、ゴージャスな体型をされているのが共通点である。かくいう筆者も外国産の大型車のような体型をしている。それゆえ小回りの利かなさと車幅感覚の無さが特徴というか欠点であるが、とにかく燃費が悪いので、よく食べて飲む。

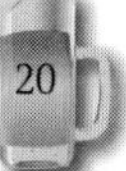

巷では「痛風は生活習慣病」と言われる。

確かにTポイントが貯まり過ぎるのが最大要因かもしれないが、周辺を見ると、大して尿酸値が高く無いのにしょっちゅう発作が起きているツーファァーも居れば、尿酸値が12とかなのにいまだに発作が起きたことがないという予備軍まで様々だ。

常々思うのは、寿命やら病気やら、実は遺伝の占める割合いがかなり大きいのではないか。実際、ツーファァーは男性がその大部分を占めているし（たまに女性もなる様で、知人でも女性のプロツーファァーが1名おられます）。あとは気の持ち方、ストレスを溜めない様にすることが大事だと思う。

私が発症した時も、目の回るような忙しさの真っ只中であった。病は気からとはよく言ったものである。

乗りつづけてきたこの身体という乗り物も、何十年も酷使すればそれはガタが来る。適宜メンテをしながら休めてあげなくてはいけない。しかし白旗を掲げて全面降伏して、酒も飲まずに一生を終えるのは悔しい。でもあの痛さは真っ平御免だ。

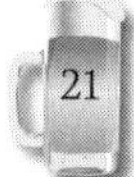

結局豪放でもない小物な自分は、セコく程々に摂生する道を選んだ。本当につまらない男である。適切に運動し、水をたくさん飲み、できれば体重を落とそうと小さな努力も続けている（これ尿酸値だけでなくいろんな数値に非常にダイレクトに影響する）。

とか言いながら、暴食はやめられないし、料理を作るの大好き。ラーメン二郎は月に一度というマイルールがある程度の緩い摂生で。時には飲み過ぎて翌朝は人間奈良漬け状態で目覚める事もある。

こういう時に感じる忍び寄るシュワシュワの恐怖は、まさにロシアンルーレット、刃物を肌に当てた時にぞくっとするのと同じ感覚かも。

というわけで、自分の中で最も ポイントが貯まったと思われる日を挙げたい。

・谷中で食べたTポイントキングの鮟鱇鍋
・カニと白子鍋の波状攻撃が続いた北陸の冬
・フォアグラを1日3回食べたブタペスト滞在

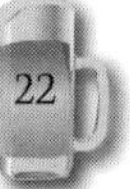

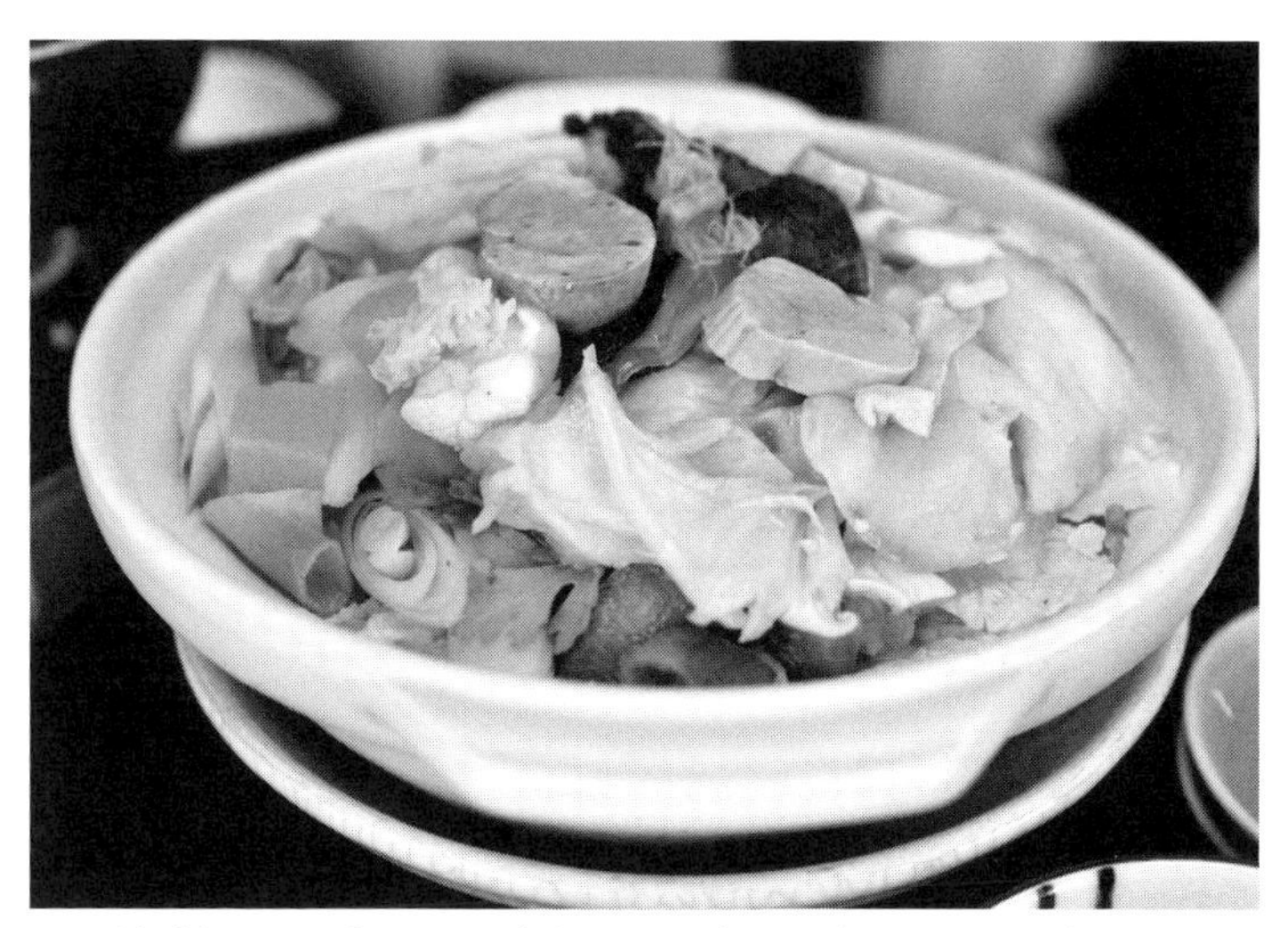

鮟鱇鍋はＴポイントが貯まりに貯まる堂々のキング料理。

この3つがスリル満点であった。ドキドキ。これを書いていて、ヨーロッパツアー中に発症した同業者がいたことを思い出した。あれだけビールがうまければ飲んじゃうよな。まるで水の様に飲んでいた彼は、たんまりとポイントが貯まったのだろう。結局、松葉杖でステージに上がっていて、ツーファー見習いだった頃の自分は嬉しそうにニタニタと笑ってたな。明日は我が身とは知らずに。

とかくこの世は誘惑に満ちている。美味しいものには生命力の根源プリン体が満ちている。辛いことがあったら『美味礼賛』を読み返そう。この世は知らず知らずにTポイントが貯まっていく一方なのだ。

ああ、Tポイントで買い物ができたらいいのに。そして使いきったらメーターがリセットされてゼロになって、仕切り直しになればいいのに。サーフィンブームみたいにツーフィンが流行って、ツーファーがモテモテになれば世の中はきっと明るくなると思う。

などと考えているうちに夕刻になった。今宵も戦場（酒場）の最前線から、出撃命令が下された。懲りないのは皆同じだ。逡巡は許されない。

だが、同時にこう思う。どうかシュワシュワの魔物が私をターゲットにしませんように。

私以外なら狙っても異議なし最高。

それでは今夜も行って参ります！

思い出の痛風発作

沢田修吾郎（仮名）

東京生まれ。会社員（出版社営業職）。好きな食べ物は焼き鳥。大好物のホッピーは、白で始めて途中で黒に変更するのがお約束。

コロナ禍の今、書店様への営業の方法も随分変わりました。なくなったもののひとつに書店様との飲酒を伴う夜の懇親があります。一対一で書店様とサシ飲みをさせていただく場合もあれば、（書店様も出版社側も）複数人数で懇親させていただくことも。多数の書店様や販売会社様とのオフィシャルな「会合」では大人数での懇親の場が設けられることもあります。

書店と版元の飲み会は様々なシチュエーションがございますが、私が感じていたのは、お

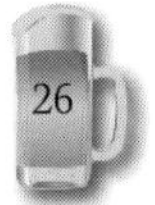

酒が飲めなくても、「酒の場」が人間関係の潤滑油となり、より踏み込んだ内容の会話ができることです。書店様との絆や関係性が深まることもありましたし、元来酒好きな私は「酒は偉大だな」と思うことも。そういうわけもあり、書店様との飲み会の場を頻繁に設けていたのでございます。

とある書店様との会合でのことです。ホテルの大広間に数十の丸テーブルが並ぶような、それはそれは大きな集まりでした。受付を済ませ、会場に入ると、あらかじめ座席が決められておりましたのでそこに座りますと、たまたま隣におられた他出版社のご年配の男性と名刺交換と挨拶をさせていただきました。

乾杯までの雑談が始まります。テーブルに配られるビール瓶を見ながら、自然とお酒の話となります。

ビール瓶の銘柄を横目に「以前、痛風の発作が出たのです」と話すと、その大先輩は「実は私も痛風なんですよ」と笑いながら告白してくださいました。

振り返ること数か月前。

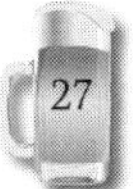

私は人生初の痛風発作を経験し、ベッドでのたうちまわっていました。

「これが噂に聞く痛風か……」

しかし、真夜中の救急病院で処方された痛み止めが抜群に効き、数時間後には痛みが完全になくなりました。最初の投薬がてきめんに効いたのは、ビギナーズラックとでも呼べばいいのでしょうか。その時にあっという間に痛みが消えたことが私を油断させたのかもしれません。


主催者の挨拶と乾杯が終わりました。先輩に注いで、注がれてを繰り返すうちメートルが上がった私は「喉元過ぎればと言いますが、現在は飲酒量も発作前と同程度に戻っています」とお話をさせて頂きました。

不思議なもので、業界の大先輩にもかかわらず、同じ痛風を経験した仲間として、失礼ながらもとても親近感が湧いたことを覚えています。会話は盛り上がり、先方も私に気を許していただけたのか、興味深い業界のお話もお聞かせ頂きました。

大先輩は痛風と長いこと付き合っていらっしゃるようで、「尿酸値を下げる薬を毎日飲んでいるし、いつ発作が起きるかこわくて仕方がないから、痛み止めは必ず携帯している」という、痛風面でも大先輩でした。先輩のお話は私には勉強になることばかりでした。

その時は全く気づきませんでしたが、先輩は乾杯の後は酒量を控えておられたようです。私は楽しくなって杯を重ねていましたが、今思えば、それは酒席がつきものの営業という仕事に対する先輩からの静かな警告だったのです。


そして数年後。それは、営業担当地区が変わる事となった後輩への引継ぎ出張での出来事でした。

その頃には私の中から痛風の悪夢は完全に去り（と勝手に思っていただけでしたが……）、尿酸値も正常値になっておりましたので、薬を飲むこともなく、もちろん発作もまったく起きることとなく、穏やかな日常を過ごしていました。

引継ぎ出張初日。日中はその地区の店舗様や地元法人本部様への引継ぎ・ご挨拶をおこなった後、夜は地元書店様との引継ぎ懇親会をおこないました。

書店様の行きつけの居酒屋は座敷のあるとても雰囲気のいい店でした。テーブルを囲んで会が始まります。引き継ぐ予定の後輩はお酒が飲めないということもあり、書店様もお酒が大好きでしたので、「その分も自分が飲んでこの場を盛り上げねば！」と強く思ったのでした。

馬鹿な私めは、後輩の門出と書店様との再会を祝し、いつも以上に大きな声で乾杯と宣言しました。

最初は生ビールです（今思えばその時点で既に危険を冒しているのですが、「とりあえず生！」は営業職の常識だと思っておりましたので。酒が飲めない後輩はウーロン茶で乾杯しましたが）。2杯目も生ビールで、3杯目からレモンチューハイに移行します。さらに杯は進み、仕事の話を中心に非常に盛り上がり、書店様も喜んでくださり、後輩も書店様と打ち解けたように見えました。

おつまみは、枝豆から始まり、だし巻き卵、焼き鳥、たこわさ、刺身の盛り合わせなど、標準的かつ魅惑的な居酒屋メニューがテーブルに並べられていきました。

イカの丸焼きが届いたと同時に店主が声をかけてきました。

「いい日本酒が入ったよ！」

私はうまい酒に目がなく、気がつけば書店様と合わせて10合近くは飲んでいたようです。気分が良くなった私は意気揚々と「2軒目に行きましょう」と先導し、そこでもカラオケなどで大変盛り上がり、最後は書店様と固い握手をして別れました。

「なんと有意義な会合だったのだろう」

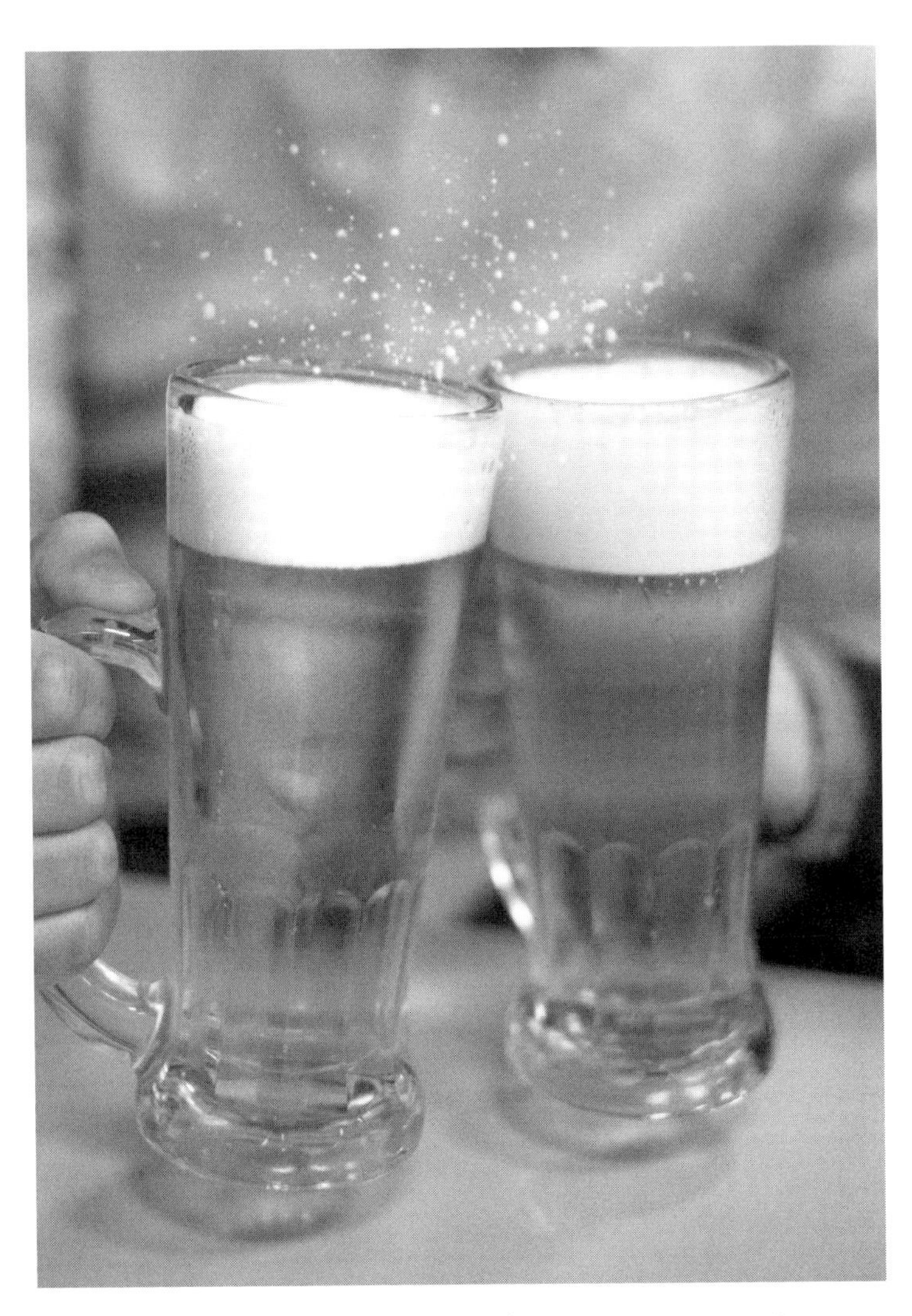

営業職にとって、酒は大事なツールの１つ！

私はいい気持ちのままホテルのベッドに倒れ込みました。

翌朝、私は右足の親指の付け根の激しい痛みで目が覚めました。

「嗚呼！」

私は思わず叫びました。

ついにやってしまった！　これがきてしまった！

激しく反省するも時すでに遅し。ベッドからおそるおそる床に足を置いた瞬間

「痛っ!!」

足に電流が流れました！　その時、私の右足の親指の付け根がだんだんと顔に見え始めます。それはどこかで見たことのある悪魔の顔でした。

痛風の悪魔がはっきりと私に微笑みかけ（たように思い）ました。激痛に疼く右足を引きずりながら部屋の椅子に座り、しばらく呆然としました。

でも、ぼうっとしていても仕方がないので、激痛に耐えながらシャワーを浴び、着替えることにしました。この日も仕事が待っているからです。

風呂場の水で足を冷やしていると、痛みは少しだけましになった気がしたので、後輩との

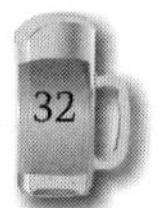

待ち合わせ時間にホテルのロビーに辿り着きました。

レンタカーを借り、車の助手席に後輩を乗せます。基本的には引き継ぐ側が運転をしますが、今は出来れば変わってもらいたいと思っていたのですが、なんと彼は免許を持っていなかったのです。まだまだ足は痛んでいたので、靴を脱いで運転をしました。革靴を脱ぐと痛みがかなり和らぐのも痛風あるあるなのでしょう。

日中はなんとか悪魔と同居することに成功、その日も予定通り引継ぎをおこないましたが、夕方になりホテルに帰る途中で痛みが激しくなってきました。

これでは安全運転が出来なくなる。そう判断し、目についた個人経営の外科医院前に車を停めました。

由緒ある門がまえ。古くからあるであろう建物の年輪。

「どうされましたか?」

「痛風の発作が起きまして……」

幸いあまり待つこともなく、年配の男性医師が診察してくれました。

「ん? 痛風発作か。どのへんが痛いの?」と、足の付け根をぐりぐり触わります。

「痛い痛い!」

「どう？」

「どうって、ものすごく痛いです」

この痛みは痛風発作のご経験者でしたら共感していただけるかと思いますが、すると、「そんなに痛いのか。じゃあ、注射をしましょう」と、なんと一番痛い部分に注射針を突き刺そうとするのです。そのような事は初めてだったので、とても驚き、また畏怖しましたが、当たり前ですが予想は的中し、エンディングノートに特筆すべき激しい痛みと思い出になりました。


このような荒療治は後にも先にもこの医院だけでしたが、これも正しい治療なのでしょうか。大変申し訳ございませんが私はもう勘弁していただきたい……。

しかしながら、注射の効果は絶大で、痛みは治まり、その後も安全運転で無事に出張を終えることが出来ましたので、やはり、正しい治療法だったのでしょう。

それ以来、大先輩の背中にならい、痛み止めの薬を携帯するようになったのは言うまでもありません。食生活の改善、運動、ストレスを溜めないなど、日頃の心掛けが一番大事なんですけどね。

そして、この一件以来、痛風にまつわる話をすると、書店様や販売会社の方に笑っていただき、営業活動に大変役立っています。唯一痛風に感謝するところでございますが、私めの発作を出さんと、たくさん酒を飲ませようとするのは勘弁していただけると嬉しいです。

その後も、仕事でもプライベートでも飲酒をする機会は数え切れませんが、幸い発作は起こっていません。これもきっと「痛み止め薬のご利益」と思って、今もその大先輩には大変感謝しています。

心配されない病

杉江由次

すぎえ・よしつぐ／本の雑誌社たったひとりの営業部員にしてたったひとりの痛風発症者。前編集長も現編集長も尿酸値が高いに関わらずなぜか発症していない。著書に『「本の雑誌」炎の営業日誌』（無明舎出版）、『サッカーデイズ』（小学館文庫）がある。本屋大賞の裏方。


痛風、それは不思議な病気だ。

なにが不思議かって病気なのにだれも心配してくれないのだ。

私は妻、娘、息子の四人家族で、自分でいうのもなんだがかなり仲良く暮らしていると思う。妻はともかく、高校生の息子とはいまだ一緒に風呂に入るし、大学生の娘はスターバックスの前でマゴマゴしている私に代わって「本日のコーヒー」を注文してくれるのだ。

しかしそれほど親密ファミリーでありながらも、もんどりうつ父親の足の痛みが痛風だと判明した瞬間、まるで波が一気に引くかのように心配した様子はリビングから消え去ってい

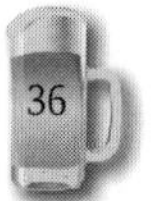

くのだった。

熱が出ればおでこに冷えピタを貼り、枕と首筋の間にはそっとアイスノンを差し入れてくれる妻は笑いを浮かべてアイロンがけをはじめ、サッカーで肉離れしたときに身体を洗ってくれた息子も、仮面ライダーに一撃でやられた怪人を見るが如く尻を使って階段を下りる私を指差す。風邪をひいたときには寝室のドアを少し開けて覗いてきた娘は、隣の部屋で私の存在などすっかり忘れ、YouTubeを見て大爆笑しているのであった。

そうして家族の心配の波が引いてる間にも私には激痛の波が大津波となって打ち寄せ、まるで難破した船のように痛風の荒波を漂流しているというのにだ。


脂汗を垂らし、足の動きに細心の注意を払って痛みに耐えているというのに、だれも痛風を心配してくれないのはなぜなんだろうか。どこかのシンクタンクが、大した病気でないと思ってるランキングを調査したら、2位の痔、3位の盲腸を大きく引き離し、痛風がぶっちぎりの1位になること間違いなしだ。

痛風はまず痛みの場所が良くないのではなかろうか。

一番多く発症するのが「足の親指の付け根あたり」と言われ、現に私も毎度毎度そこに激痛が走っているわけであるけれど、名称が中途半端過ぎてイマイチ深刻度が伝わらない。

これが腎臓が痛いとか、心臓がビリビリするといえばすぐにでも救急車を呼んでくれると思うのだが、やはり「足の親指の付け根あたり」では何やら視力が良くなるツボを説明しているかのように聞こえてしまう。

ここに医学的もしくは生物学的に新たな名称をつければいいのではなかろうか。〝臓〟が付くと深刻度が増す気がするので、指臓というのはどうだろうか。「指臓に激痛が走っている」。これなら妻もリビングから送ってくるＬＩＮＥに、笑顔ではなく、汗付きマークをつけてくれそうだ。

それから痛風という呼び名は、風が吹いても痛いとそのものズバリではあるものの、なんだか天気予報の用語のひとつのようで重々しさに欠ける。私はランニングのし過ぎで足底筋膜炎というのを患っているのだが、こちらの怪我のほうはその名を出すと多くの人が心配してくれるのである。

やはり炎がつくと深刻度は三割増しになるので、痛風も炎をつけるべきだ。関節結晶体滑落炎などと名称を改めたら、娘も再度寝室のドアから覗いてくれそうな気がするがどうだろうか。

それともう一つ、痛風は一週間もするとケロッと痛みが嘘のように消えてしまうのも良くない。いや患者としては大いにありがたいのだけれど、あれほど痛がっていた人間が一週間後にランニングしていたりすると、どうも仮病を疑われているような白い目で見つめられてしまうのだ。

痛みは引いて欲しいのだけれど何か病気っぽさは残して欲しい。わがままな願いなのはわかっているのだが、痛風発症の部位にしばらくアザが残っていたりすると息子もランニングシューズをそっと履かせてくれる気がする。痛み止めのロキソニンにその色素を含んだ成分を足してくれると製薬会社の株価はストップ高になるだろう。

それと痛風という病気がやたら自己責任のように思われているのも心配してもらえない大きな要因なのではなかろうか。贅沢病などと言われ、二言目には「いいもの食べてるんじゃない？」と責められるのであった。

そもそも私は偏食が激しく、ウニもイクラも明太子も食べられなければ、カツオのたたきやマグロの刺身といったナマモノも食べられないのであった。

贅沢どころかお寿司で食べられるのは玉子とかんぴょう巻きくらいで、寿司屋で割り勘したら試合開始前にコールド負け確定の贅沢病どころではないのだ。しかもビールもほとんど飲まないのにも関わらず痛風なのだった。これのどこに自己責任があるのか教えてほしい。

しかし、たいてい痛風をカミングアウトすると、いいもの食べてるからですよと責められるのだった。病名を告げると同時に病人自身が責められる病気が他にあるだろうか。

しかもおそらく本当の要因の筆頭であろうストレスを理由に挙げると、「ないない。あんたにストレス?! あるわけないでしょう」と鼻で笑われるのであった。


いやはや痛風はやはり不思議な病気だ。最も身近な大病でありながら、最も軽んじられてる病気なのではなかろうか。痛風にもう少し人権ならぬ病権を与えて欲しい。

家族みんなそうして私の痛風を笑っていたのだけれど、ある時、指差して笑っている息子にこう囁いたら、息子の顔から笑みが消え、蒼白になったのである。

「痛風って遺伝するんだぜ」

私の老後の楽しみは、息子が痛風発症した時に指を差していったん笑い、その後、先輩風ならぬ先輩痛風を吹かし、父親の威厳を回復することなのであった。

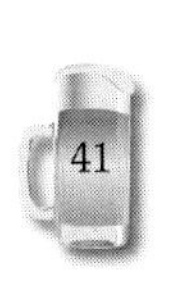

岸和田おっさん愚連隊　～憧れのセレブ痛風～

中場利一

なかば・りいち／作家・喫茶店マスター。一九五九年岸和田市生まれ。高校中退後、タンクローラー、出版輸送など職を転々としながら「本の雑誌」三角窓口に投稿を始める。九四年に『岸和田少年愚連隊』で作家デビュー。愛犬はジャックラッセルテリアのコテツ。

その激痛はある日突然、やってきた。

引っ越しが終わり、細々とした荷物を片づけている最中だった。右のお尻のエクボというか、へこんだところの奥底が疼き出し、痺れを伴なって、痛み出したかな？　と思ったら一気に激痛が襲ってきた。痛い、とにかく痛い。どれくらい痛いかというと、歯医者さんに行き、虫歯をウィンウィンガリガリ根元深く削られ、神経を抜く。その途中で先生が、

「ごめーん！　麻酔すんの忘れてたァー」

と言い出すくらいの痛さである。それが右尻の奥で勃発している。声など出したくないが勝手に出てしまう。若いころケンカ相手にナイフで太股をザクリと深くハスられ、金がないから「麻酔なしで縫ってくれい、オレも男や」と見えを切った最初のひと縫い目で上げた悲鳴と同じような声が喉から出る。冷や汗と脂汗が吹き出てくる。

悲鳴を聞いた嫁が部屋に駆け込んできた。

「どないしたん！　今日はどこが痛いの？」

「ぐぐぐ……し、尻のエクボの奥が……」

「あんたお尻にエクボなんかあるの！　顔にはシワしかないのに」

腹が立つが相手をしているヒマはない。いつも世話になっている主治医に電話をしてもらう。主治医の答えは動くなのひと言。

「まァ、動くな言わんでも動けんやろ。立ち上がることも出来んハズや。すぐ行くわ」

すぐに駆けつけてくれた。まずは血圧をと計ると二百四十までハネ上がっていた。そのせいで意識が飛びそうになるのだが、激痛が気絶させてくれない。

「これは、尻の奥にある丁番が二ミリほどズレた痛みやねんなァ。あ、これを治せるのは今、日本で三人だけ。そのうちのひとりがボクや。どや！　見直したか」

そうらしい。女性は出産時に骨盤が動くよう作られているが男性の骨盤は動かない。そこにある丁番状のものがズレたらアウトらしい。

主治医が私を横向きに寝かせ、うん!うん!と手で押したらすぐに痛みは消えた。さすが日本に三人のうちのひとりだ。近所にいてくれてありがとう、である。

「先生……これって、ひょっとして痛風ていうやつ?」

私は立ち上がり、真っ先に聞いた。

「いやァ、全然ちがうなァ。あれはぜいたく病やからなァ。こっちは何ていうか、無茶ばっかりしてきた人間が、たまに無理したらこうなってもうたって感じかな……」

「あ、そう」

私は主治医の頭をぶん殴り、遠い目をしてあの日のことを思い出していた。


その日は昔からの悪友が集まり飲んでいた。昔からのツレもいれば元ケンカ相手もいる。少し前まではヤバイ話で盛り上がっていたのに今はあそこが痛い、こっちが痛い、オレのほうが痛い、いいや!　オレが一番痛くて大変だと、体の痛いところ自慢の会になっている。

「きのうも夜中にふくらはぎがツッたがな!」

ひとりが言い出すと痛い自慢の始まり始まりィ。夜中にこむら返りの激痛で目が覚める。激痛で体が丸まり伸ばすことができない。ひとりで冬季ジャンプ競技の滑降時のスタイルで唸っていると突然の尿意が参加してくる。こむら返り&尿意である。布団から出たい、痛くて出られない。ジタバタモジモジと冬場のゴキブリみたいに仰向けでヒクヒクしている奴がいる。

「オレのギックリ腰のほうがつらいぞ」

別の奴がさえぎるように声を上げる。ギックリ腰はクセになる。この間は風呂場でシャワーをあびつつ歯を磨き、歯ブラシを左右に動かすと自分のおチンチンも左右に揺れる。これはおもしろいと下を見た瞬間クキッ！　ときた。

「オマエ、その前は雨に濡れた犬が全身ブルル！　て体を振るモノマネしてなったやんけ」

みんなが大笑いするなか、ひとりだけニヒルな笑みを浮かべる奴がいた。色々と貧乏くさい痛みがあるもんだね、そいつは言った。

「オマエは何や？　古キズの後遺症か？　脊椎管狭窄症かい？　ははーん痔ィやな⁇♡」

私が笑うと、そいつは静かに微笑み、

「……痛風や」

と勝ち誇ったように言った。

「なんやそれ？　中国の奥地の地方都市か」

私が聞くとみんなが「ちがーう」と一斉に声を上げた。

「アホか！　痛風を知らんのか！　風が吹くだけで、とてつもなく痛い、で痛風や」

おおおーとみんなが沸いた。噂で聞いたことはあるが、私の周りでは誰ひとりとして罹ったことがない。それはなぜか？

ぜいたく病だからである。それもかなりの激痛が伴なうという。

「そやなァ、主に足の親指のとこやろ、足の甲とかくるぶしやな。もう痛たて痛たて四、五日は動けんな」

らしい。夜中に足がツッた冬場のゴキブリは朝には元気になっている。

「原因はなんや？　やっぱり加齢か？」

私が聞いた。医者が言う一番ショックな言葉のナンバーワンである。

「いや、ちがうなァ。プリン体とか尿酸値とかが絡んでくるからなァ」

聞きなれない単語だった。私たちのように（歩け）や（腹筋をつけろ）（もうケンカなんかするな）とかの対処法とはちと違う。

「ま、とにもかくにも、ぜいたく病はホンマやで。ビール飲んで酒飲んで、ええもん食べてたら知らんうちになってたわ」

そいつは私の口元を指さして言った。酒のアテにホルモンのミノを頼んだのだが、噛んで噛んで飲み込みどころがわからなくなり、一度口から出してタレに二度づけしてまた噛んでいた。それを見られたようだ。

「和食より洋食より、粗食が一番や。オマエは絶対にならん！　安心せい」

うれしそうに言った。ありがとう。私はそいつの頭をぶん殴り、そのセレブな痛みにかなりの憧れを抱き始めていた。

痛風のメカニズム

私たちはなぜ痛風になるのか。プリン体、尿酸とは一体なにか？　痛みを引き起こす原因物質とその仕組みを説明しよう。

日常と隣り合わせ◎尿酸とプリン体

細胞には「核酸」を主成分にした「核」があり、「プリン体」は核酸を構成する主成分である。古くなった細胞が分解されると、プリン体も肝臓で分解・代謝され「尿酸」が生み出される。身体が新陳代謝を行う過程で生産される老廃物が「尿酸」だ。あらゆる生物の細胞内に存在するため、ほとんどの食品に含まれている。一般的にレバーやタラコなど細胞数の多い食品に多く含まれる。

遠くから聞こえる足音◎高尿酸血症

体内の尿酸は尿に混じって排泄されるが、生産される尿酸が余りに多いと排泄機能が追いつかなくなる。血液中に残り、尿酸値が高くなる。これが「高尿酸血症」。原因は①尿酸が過剰に生産されるか、②尿酸が排出されづらくなるかのどちらかか。この本に登場する多くの人物は①に相当するが、遺伝が原因というケースも。またストレスも尿酸を増加させる。食べ過ぎ、飲み過ぎ、肥満などを忌避することで回避できる。

苦しみの入り口◎尿酸の結晶化

個人差はあるが、一般的に血液中の尿酸が一定濃度を超えると、血液に溶けず結晶化する。結晶は身体のいたる所に運ばれる。特に手足の関節や腎臓に蓄積されやすい。結晶が蓄積した箇所が膀胱や尿路の場合は「結石」、関節の場合は「痛風」を引き起こす。

やがて悲しき白血球◎痛風発作のメカニズム

男女ともに尿酸値7・0㎎／dLを超えると高尿酸血症と呼ばれる。尿酸が血液中に溶けきれなくなると、針の様に尖った結晶が手足の関節に溜まり、剥がれ落ちた結晶を白血球が排除しようとすることで激痛を伴った炎症が起きる。最初は右足親指の付け根が腫れ上がることが多く、何度も再発し放置しておくとその他の関節も痛むようになる。

予防

痛風（高尿酸血症）を予防するにはプリン体摂取量を減らすのが第一。プリン体が多く含まれる食材や、アルコールを控える必要がある。肉食も尿を酸性にし尿酸の排泄を妨げるので注意が必要。有酸素運動は全身の血液循環を良くして、新陳代謝を高め尿酸の排出に効果がある。

監修：黒ひげ先生

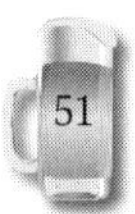

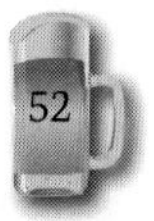

第2章　痛風は喜劇だ

インタビュー「痛風はどこか憎めない出来の悪い弟子みたいなもん」

錦鯉／渡辺隆

わたなべ・たかし／１９７９生まれ。東京都出身。幼い頃から好きだったお笑い芸人を志すもなかなか売れず、何度もコンビ解散を繰り返す。２０１２年に長谷川雅紀とコンビ結成。２０２０年のＭ－１決勝進出で大ブレイクを果たす。好きな飲み物はビール。

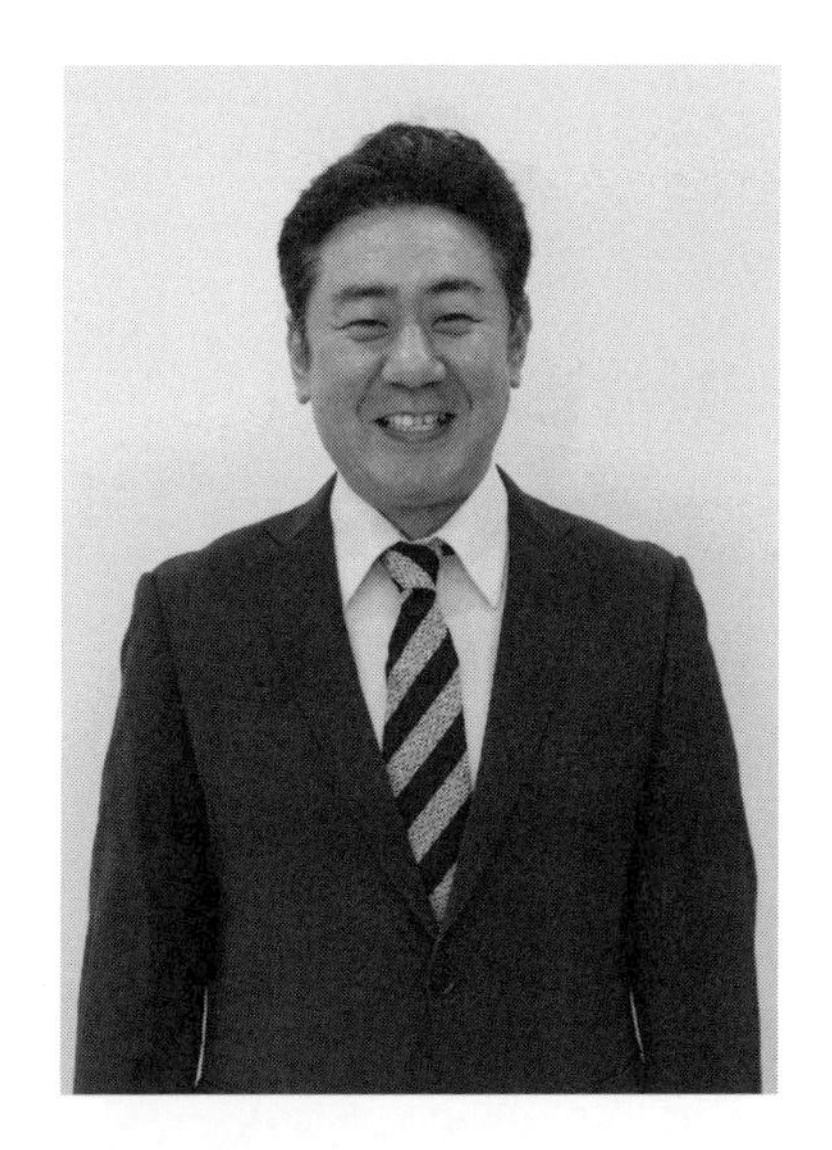

このあいだ尿酸値を計ったら13から8・9まで下がっていました。おかげさまでここ最近は仕事が忙しくなって、飲む機会が減って健康になったみたいです。あともう一つ理由があるんですけど、それは最後に。

もともとお酒が好きでしたから、機会があればいつも飲んでいました。少し前までは朝5時から市場のバイトに行ってたので、終わったタクタクで、夕方になると酒のことばかり考えていました。

当時の生活の中心はお笑いではなくアルバイトですから、朝から夕方まで働いたら「早く飲みたいな」と思いながら家まで急ぐんです。一番楽しい時間ですよね。

「ただいま」と自宅の玄関をあけたら、浴室に直行でシャワーを浴びて、タオルで体を拭きながら、冷蔵庫を開けます。

1本目はいつもビール。たいして稼いでいるわけではないし、そもそもバイトで自宅に居候の身分ですから、2本目からは発泡酒に切り替えます。

ビールを手にしたらそのまま部屋に向かって、缶をプシュッとあけて一人で乾杯。ビールを飲みながら、テレビをつけて、パソコンも起動します。

部屋ではいつもテレビとYouTubeの両方をつけていますね。寂しがりやなのかわからないけど、音の鳴るものをつけて、ボーッとするのが好きなんです。テレビは自分たちが出てる番組を、パソコンでは好きなVtuberの動画を中心に見ています。好きなものを見ながら飲むと、酒が進みますよね。

仕事先で残った弁当を持ち帰って、それをつまみにして飲むこともあります。余った弁当を持ち帰っていいときは、つまみになりそうなのを選ぶことが多いですね。幕の内弁当って最高ですね。どのおかずもいいつまみになる。1ブロックごとに1本飲めちゃう。あの弁当は酒飲みが発明したとしか思えない。

松葉杖の便利さに感動

芸人と酒は切っても切れない縁がありますよね。打ち上げで酒は欠かせませんし、仕事がないときは暇なんだから飲むしかない。

ライブ前に飲む人もいます。ある人気芸人は、酒を数本あおってからステージに立っていましたね。そうするといつにも増して面白いんです。でも、それを後輩が真似するようになって、事務所に怒られて本番前の酒はやめたと聞きました。酒好きの芸人とは、酒を通じて仲良くなれるのも嬉しいですね。

痛風を発症したのは25歳でした。前の日もベロベロで家に帰って気を失うようにして眠っ

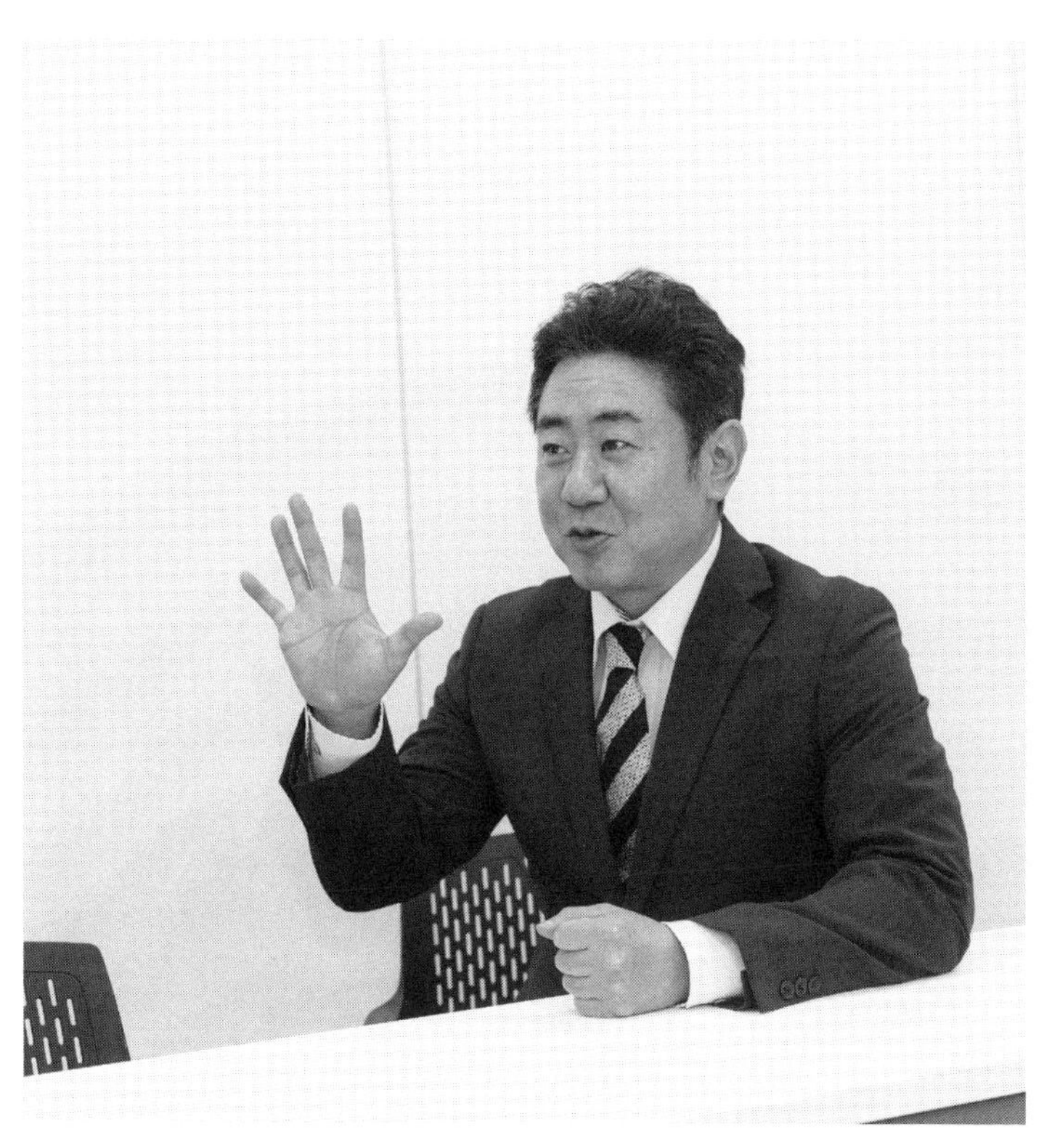

痛風の思い出を面白おかしく笑顔で語る。

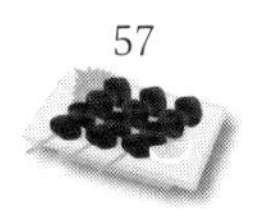

たんですが、朝方に足の痛みで目が覚めました。見たら左足の親指がめちゃくちゃ腫れていたんです。

これは痛風あるあるなんですが、そのとき酔っ払った勢いでどこかにぶつけて骨折したと思ったんです。足を引きずって近くの整形外科でレントゲンを撮ったら「痛風だよ」って。息は酒臭いし顔はむくんでいるし、先生はとっくに気づいていたのかも。

その当時やってたのがお弁当配達のバイトだったんですが、バイク移動だったのでなんとか働けました。痛み止めの薬を飲んでだましだましですね。治るまで1週間かかりました。

発症直後には松葉杖をついて舞台に立ちました。松葉杖ってすごいんですよ、あいつがあるだけですごく歩きやすくなる。こんな便利なものがあるんだって驚きましたよね。

常にブレない飲みたい気持ち

25歳で発症というのはかなり早いみたいで、それこそこの歳になったら、痛風持ちは周りにたくさんいますけど、当時は誰もいなかった。僕が松葉杖で行くとみんなが心配してくれて、「痛風なんだ」というと、みんなぽかんとしてましたね。何度も「痛風って何？」て聞かれました。

痛風を発症した理由は、やはり不摂生と酒。あとは、当時はコンビを解散したりのストレスもあった。

でも、ストレス発散のために飲んだりはしません。1日の仕事が終わると自然と飲みたくなるだけ。

一番飲みたくなる時？　それもないんです。笑いを取ったときも、すべったときも、飲みたい気持ちは変わらない。仕事の達成感と飲みたいという気持ちはまったくの別物。その日の自分の行動は、酒を飲みたいという気持ちとはまったく関係ない。

「頑張った、今日は飲もう」じゃなくていいんです。「頑張ってなくても飲もう」って。「今日はウケなかったな、よし飲もう」「たくさん昼寝したぞ、よし飲もう」それでいいじゃないですか。

あっという間にそわそわ

内気な性格なので、みんなを誘って飲みに行こうって言えないんですよね。飲み会では端っ

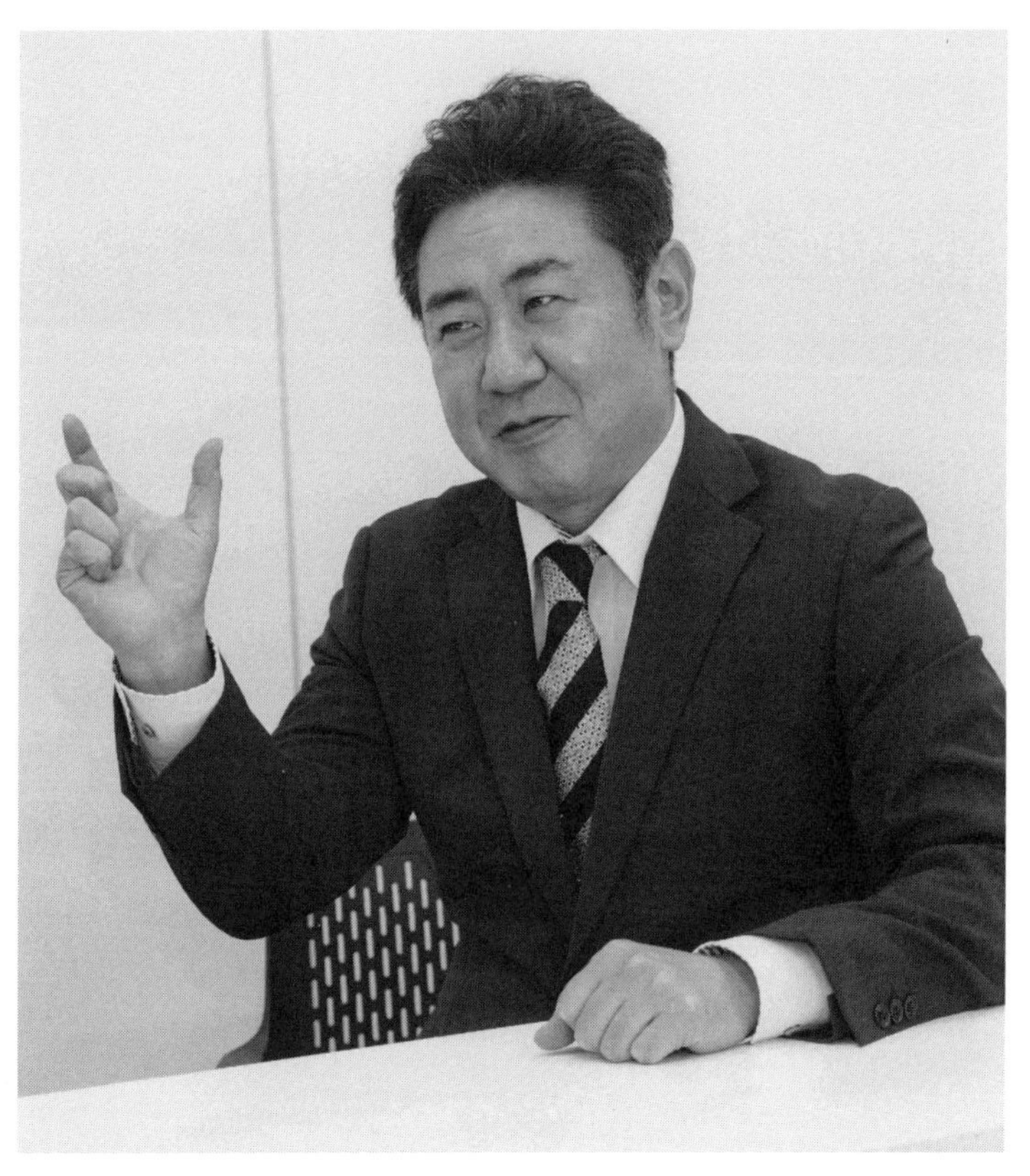

うれしくてさらに飲んじゃう！　「褒められて飲むタイプの男」

こで黙々と飲んでいるタイプ。酒の場よりもシンプルに酒が好き。根っからの酒飲みなんだと思います。

僕は酒を飲んでも、あまりテンションが変わらないみたいです。酒の失敗は記憶にないですね。失礼なメールを送ったこともないし、喧嘩をしたこともない。

酒を飲んだほうが、人当たりが良くなる珍しい人種みたいで、飲んでるときのほうがタチがいいって褒められます。褒められると嬉しいからさらに飲んじゃう。褒められて伸びるタイプじゃなくて、褒められて飲むタイプの男なんです。

昔は酒があれば、どんな場でも行ってましたし、気がつくと、酒のことを考えている自分がいましたよね。

ライブのあとにある「反省会」と称した打ち上げも毎回楽しみでした。

ライブが始まったころから、打ち上げ、いやお酒のことを考えだします。ライブが7時に始まり9時に終わるとしたら、だいたい7時5分くらいには酒のことを考えてそわそわが始まります。

答えは多く買うこと

地方の仕事の後は、帰りの新幹線や飛行機で一杯やるのが楽しみですよね。酒と弁当を選ぶ時間がまた楽しい。

長い移動の時は不安になります。これだけで酒が足りるかなという不安です。最近は車内販売が休止しているから、途中で酒がなくなったらどうしようって。

不安への解決策はすこし多めに買うこと。大阪だったら、ビール500ミリリットル缶を2本に、ハイボール、レモンサワー。

新大阪駅を発車した瞬間、プシュッとビールを開けます。いつもよりゆっくりと味わって、2本目を飲んだあたりでちょうど名古屋に着く。車内販売があったころは、ワンカップを買い足して気分を変えたりね。そして、うとうとしていると東京に着く。とても幸せな時間です。でも、新幹線では飲むけど、在来線では飲みません。夕方の通勤電車で酒を飲んでる人って、なんでビールやチューハイの缶にタオルを巻くんでしょうね。あれは誰に気を遣っているんだろう。

今年もあいつがやってきた

痛風の発作は今年はまだ1回だけ。仕事が入っていたけどスタジオ収録だったから、なんとか乗り切ることができました。ロケだったらやばかったと思います。

その日は、たしか前日から足の指が怪しい気配を漂わせていて、これはまずいぞと思って寝る前に水を4リットル飲みました。

でも、神頼み、いや水頼みも虚しく、翌朝起きたら、やっぱり足が腫れていました。

本番は革靴を履かなくちゃいけないので、痛み止めのロキソニンをのんで頑張りましたよ。他の薬も試しましたが、ロキソニンがとにかくよく効く体質なんです。困ったときの薬頼み。ロキソニンをのんでおけばなんとか歩けるようにはなります。

痛風でいちばん苦しいのは、足をまさに地面につけようとする瞬間なんですね。くるぞ、くるぞ、くるぞと気合を入れないと、歩くこともできない。「いてててて」って言いながら歩いていると、先輩には「うるさいよ」といわれる。相方は心配してくれるけど、だからって痛みがおさまるわけじゃない。周囲に迷惑をかけてしまっているなって思いますよね。

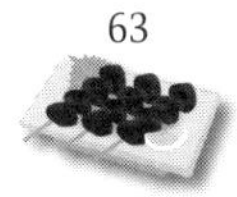

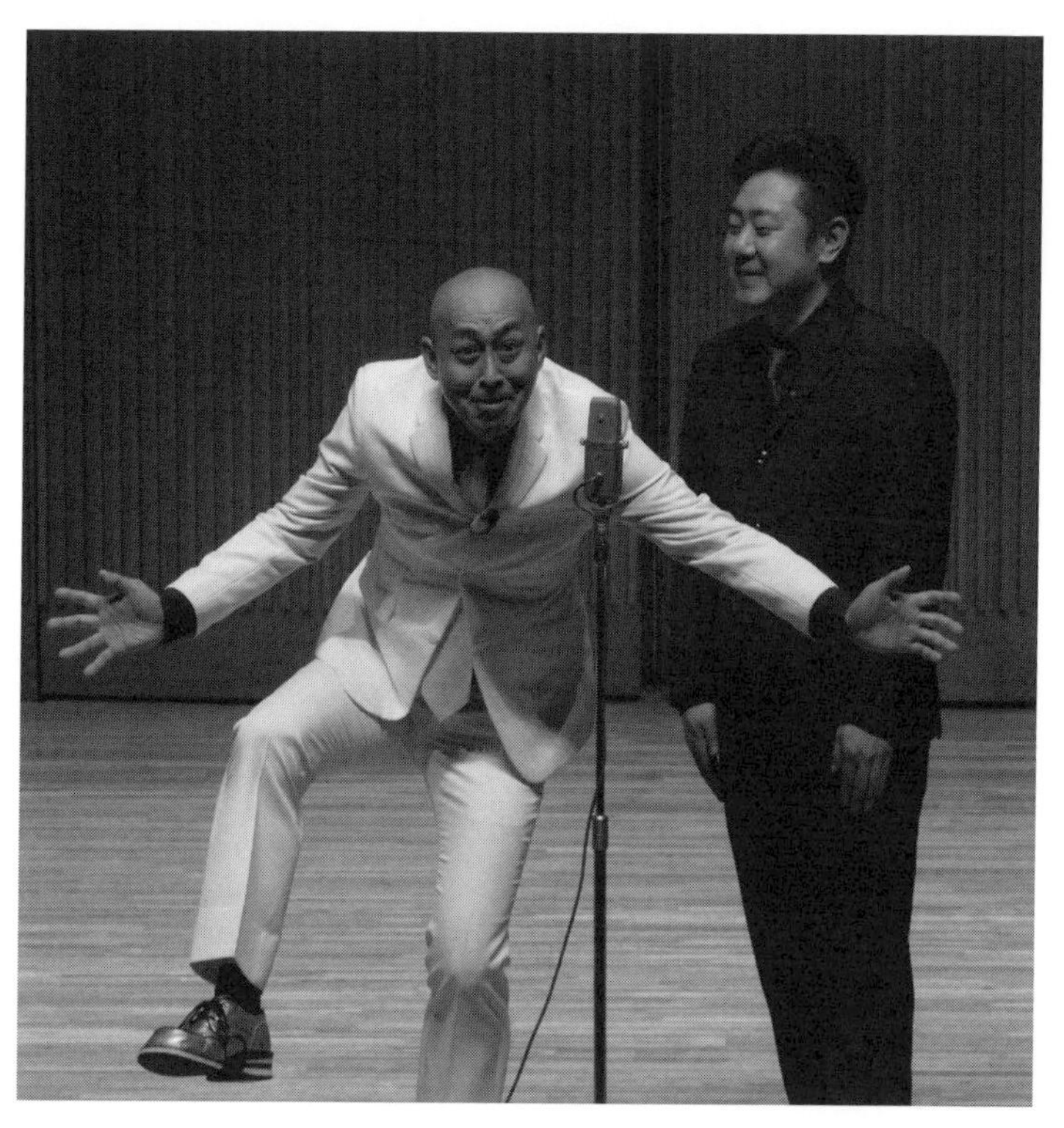

痛風を笑いに変えることも。ただし痛みは伝わりづらい……。

痛風は痛いです。そして、やりどころない痛みや悲しみと付き合っていかなくちゃいけない。痛いときは、誰も助けてくれないから、とにかく耐えるしかないんです。

痛みを笑いに

笑いと痛風の相性は悪くないと思います。痛がっている様子は滑稽でもありますから。漫才の登場の仕方で、「はいどーも」といいながら舞台袖から出てくるのを、「飛び出し」と呼ぶんですが、痛風の発作が出ると飛び出しはできません。足が痛いときは「板付（最初から舞台に立っていること）」でお願いしています。一度、足を引きずって舞台に出たら、お客さんに心配されたんですが、それはそれで面白かったのかな。

今でもおぼえているのが、渋谷１０９の前にあるステージで、コウメ太夫とやったイベントですね。ご存知のように彼は「ちゃんちゃかちゃん」というリズムに乗せてネタをやるんですが、あいつののんびりした「ちゃんちゃやか」を聞いてる時も足が痛くて痛くて、「早くやれ」って思ってたんじゃないかな。ネタの最中はずっと顰めっ面していたと思いますよ。コウメ太夫と痛風は相性が悪いんです。

あの時も、もっと痛さを全面に出して、お客さんに笑ってもらってもよかったのかなと思うけど、痛風の痛さって伝わりづらいんですよね。

痛風の恩返し

僕の頭の中には「痛風顔」というのがあるんです。痛風を持っていそうな人って「草野球のクリーンナップを打ってそう」な顔をしてませんか。とにかく焼肉とビールが好きで、日曜の夕方にユニフォームのまま街の中華屋で飲んでる人たち。まさにあれです。みんなおいしそうに酒を飲むんですよね。

そもそも、痛風でそんなに困ってるのかな。もっと気軽に考えてもいいんじゃないかなって。痛風持ちってちょっと楽しそうでしょう。みんな自分の痛みを嬉しそうに語るから。

僕にとって痛風は出来の悪い弟子みたいなもんですね。なんで俺んとこにやってきたのかなって。自分は面倒見がいいから、ついつい世話しちゃう。こいつは絶対に売れないだろうなって思いながらも、なんか憎めない。仲間同士で「ああお前んとこにもいるんだ。いつ弟子にしたの?」とか会話してね。そして気がついたらずっといる。

痛風も悪いことばかりじゃないんです。痛風を発症すると、食べ物に詳しくなりますよね。ぼくは煮干しが鬼門だと気がついたおかげで、出汁に気をつけるようになりました。出汁というのは意外と曲者で、日本にいる限りなにかしら入ってるから気をつけないと。

あと、もう一ついいことは、尿酸値を下げる旨味素材入り世界初のノンアルコールビールテイスト飲料「サッポロ うまみ搾り」のＣＭがきたこと。

あの出来の悪い弟子がおれんとこに来た意味がやっとわかったような気がします。そんなわけで恩返しはこれで十分なんで、早く出ていってくれないかな。

「私は変人と呼ばれた」痛風持ちの現役医師が教える痛みと上手に付き合うコツ

黒ひげ先生

医師。東京都出身。14歳の頃に医師を志し、現在は大学病院に勤務。痛風キャリアは10年に及ぶ。

14歳の頃に祖父の死を経験したことで、人間の死というものに抗うことができる職業（だと当時は思えた）を選びました。現在は大学病院で働いています。

自分自身せっかちな性格が昔からの悩みで、すぐに焦ってしまったり、時にイライラしているように見えるのか、看護師さんからは「先生といるとお腹が痛くなる」と不評を買っているとかいないとか。「変人」というありがたくない評価をされることもあり、「そんなことないんだけどな」と思いながらも、言わせる人には言わせておけばいいという気持ちもどこかにあり、今日もマイペースに診察と当直に勤しんでいます。

さて、死という悲しみと闘いたいという崇高な使命を持って医者になった自分が、なぜこんなにも痛風に愛されるようになったのでしょう。

痛風を発症したのは27歳の頃でした。26歳の健康診断ではすでに尿酸値が黄色信号、痛風と判定される診基準値は7・3以上で、そのときは7・8。立派な値です。

発症したその日。朝6時ごろ、右足親指の付け根あたりに痺れるような痛みを感じて目が覚めました。前日は職場の飲み会でビールを2リットル、ワイン1本、日本酒、焼酎とかなりの量アルコールを摂取していたので軽い二日酔い状態でしたが、ただごとではない痛みにすぐに脳は覚醒しました。

足を観察すると、指とつけ根がまさに電球のようにまんまると腫れ上がり、色は鮮やかなピンクに。ズキズキと痛みます。

歩行さえ困難であることに気づいたものの仕事に行かなくてはいけない。妻にタクシーを呼んでもらったのですが、家の階段を下りようとすると、地面に足をついた瞬間に激しい痛みが走る。悲鳴を上げながら左足のみで階段を下り、パジャマから着替えて、靴下をそっと足にかぶせて、なんとかタクシーに乗り込みます。職場へついてからも激痛との戦いで、私

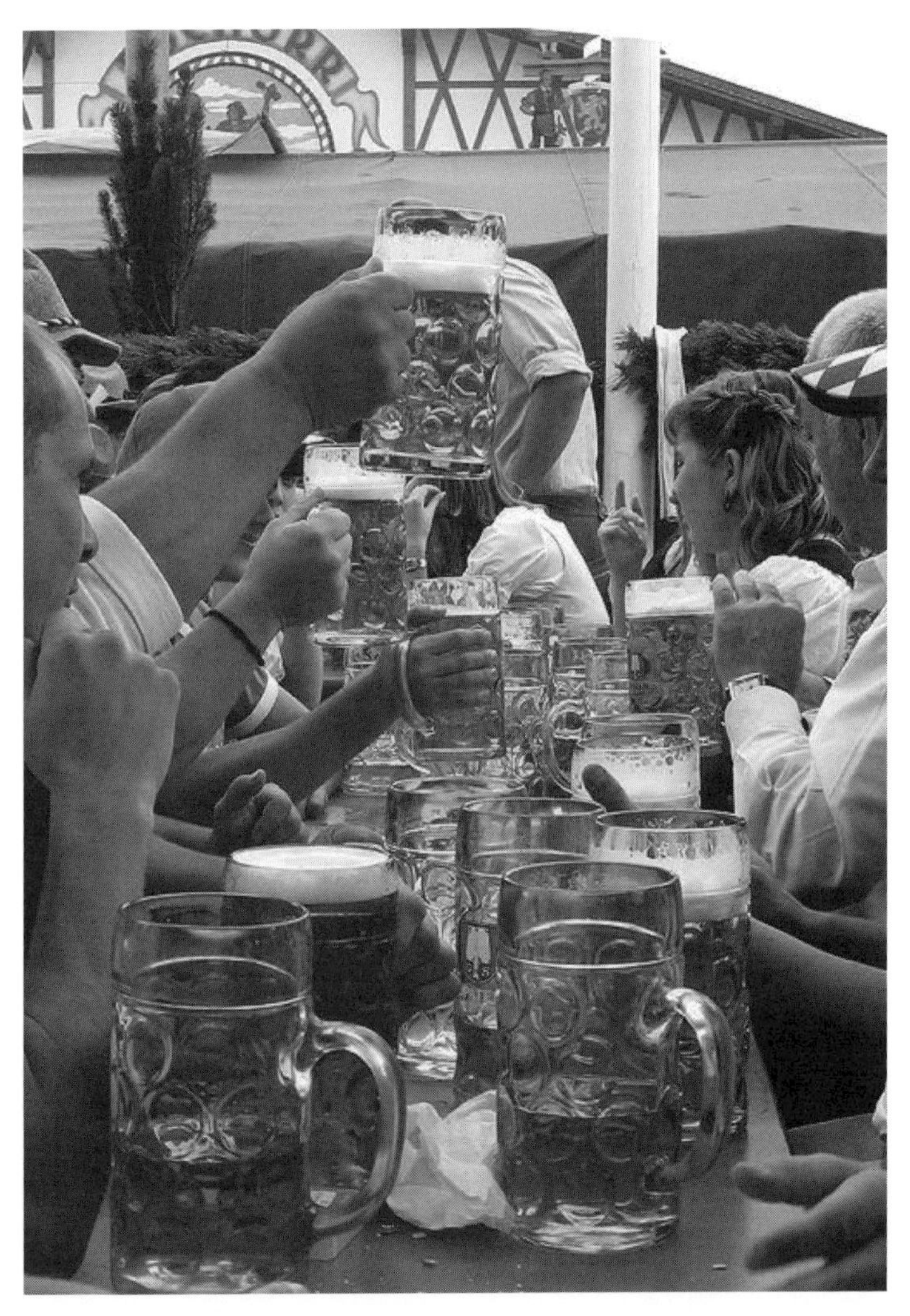

ドイツといえばオクトーバーフェスト。ビール飲みの聖地である。

は一日中脂汗をかいていました。

私が痛風になった大きな理由は、やはりお酒だと考えられます。両親がドイツに長く住んでいた経験を持ち、妻が沖縄出身という環境にある私は、周辺からとにかくビールを勧められることが多かった。

医学生時代には私自身もドイツの病院に留学したのですが、向こうは親付き添いだと14歳から飲めますし、親がいなくても16歳からビールが飲めるので、文字通りジュースの代わりに飲む。そして大人はとにかくたくさん飲む。どんな人でも最低2リットルは飲みます。向こうのビールは美味しいので、それくらいは余裕で飲めてしまうんです。

研修医だった頃は若さにまかせて週5〜6ペースで飲酒を続けていました。

居酒屋に入ったら、ビールを駆けつけ1リットル。それを飲み干したら、日本酒を5〜6合、あとはその日の気分で酔いが回るまで酒を飲み散らかし、何軒かハシゴは当たり前。酒のない生活は考えられない、そんな毎日を送っていました。

先程の病院のシーンに戻ります。

週の前半で病院は大忙し。はいつくばって出勤した私ですが、ありえないほどの強度で連続する痛みを、ウイルスによる炎症だと勘違いしてしまったんです。自身で抗生物質を処方したんですが、痛みは急には治りません。

痛みが出て数日後、所属していた医局の打ち上げがありました。その頃には多少痛みが引いていたので、調子に乗った私は、ビールをたらふく飲んだあと、仲間とサウナに入りました。ご想像の通り、強い痛みが再び私を襲いました。

ご存知のように、脱水状態で痛風の発作は起こりやすいんです。今度は両足に激痛を覚えた私は、その場で動けなくなります。同級生に肩を借りてなんとかサウナから出て、頭も乾かさないまま同僚の車で向かったのは、自分の病院の救急外来でした。

その日の担当は同級生でした。夜の深夜2時に起こされた彼はとにかく不機嫌で「痛風なんかで起こすんじゃない」と一言。

「え、痛風？」

「採血によると尿酸値が8・5。ビールを飲んで脱水症状になったことが決定打」

自分が痛風だと初めて認識した日でした。

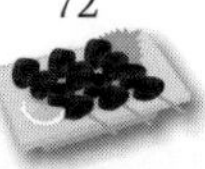

痛風発作は病による疼痛の中で最強クラス！　と学生時代に教わったのですが、その知識を上回る痛みでした。

しかし。

痛風は尿酸値がある基準を超え続けなければ寿命に影響したり、障害が残る等のリスクが少ないため、痛みが去れば普段通りの飲酒生活に逆戻ってしまう。そしてまた忘れた頃に痛みがやってくる。

予防に対する認識の甘さと、そして治らないという点に痛風の怖さがあるといえます。

痛風の怖さはそれ自体の痛みもそうですが、尿酸値が9を超えると、尿路結石になるリスクが高まることです。「痛風より痛い」「キングオブキング」と呼ばれ、その痛みは本当に辛いと聞きます。

ということは、それにならなければいいんだよなと思う自分もいるんです。

万が一尿路結石になっても、この症状は痛み止めがよく効くので、投薬すれば痛みは我慢できます。さらに、石の大きさが1センチを超えなければ自然に排泄されるので、自分のCTを読影して「石があるけど0・7ミリだから大丈夫だな」と診断もできる。

さらに、痛風の発作が出たのはこれまで3回ありますが、発作を繰り返すうち、痛みが出

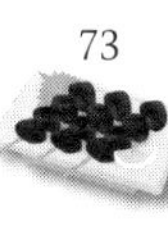

る直前にはなんとなくわかるようになります。

というわけで、「尿酸値が8・9までならオッケー」と決めることにしました。痛風の発作が始まり、痛みが出たら、消炎鎮痛剤を最大量内服するのみです。薬はきっちり4時間で効果が切れるので注意してください。そして水はたくさん飲んでください。

医師の同僚の間では「ビールを飲ませると発作を起こす面白い人」という扱いを受けることがあります。真面目な同期くらいでしたね、心配してくれたのは。

本来だったら投薬を続けて、尿酸値をコントロールして、うまく付き合うのが一番なんです。自分も薬を飲みたいのですが、主治医が学生時代の恩師で私の性格を熟知しているので「お前は薬を出したらますます酒を飲むから、絶対に薬は出さない」と言われてしまいました。不養生な医者は薬ももらえないんです。

尿酸を生成するのはタンパク質とアルコール。つまり普段の食生活を気をつけるしか予防策ありません。

そういえば、ドイツにいたころに、痛風だというドイツ人に私は会ったことがないんです。「痛風って何?」と聞かれたくらいですから、やはり外国人の方が分解能力が高いのでしょう。

あれだけ朝からビールを飲んで、たのしそうに歌って生きている。私は生まれ変わったらドイツ人になりたいと思うのでした。

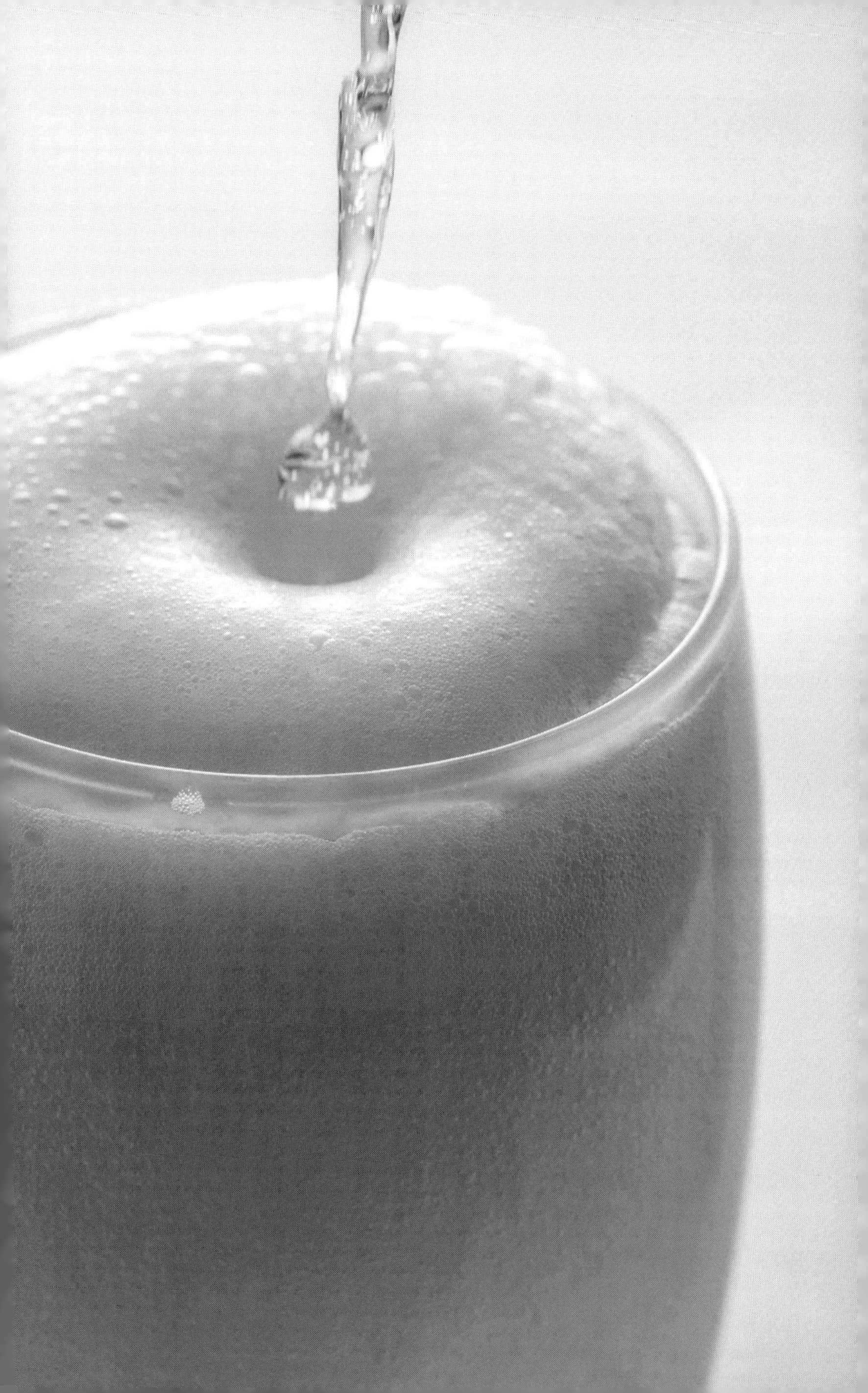

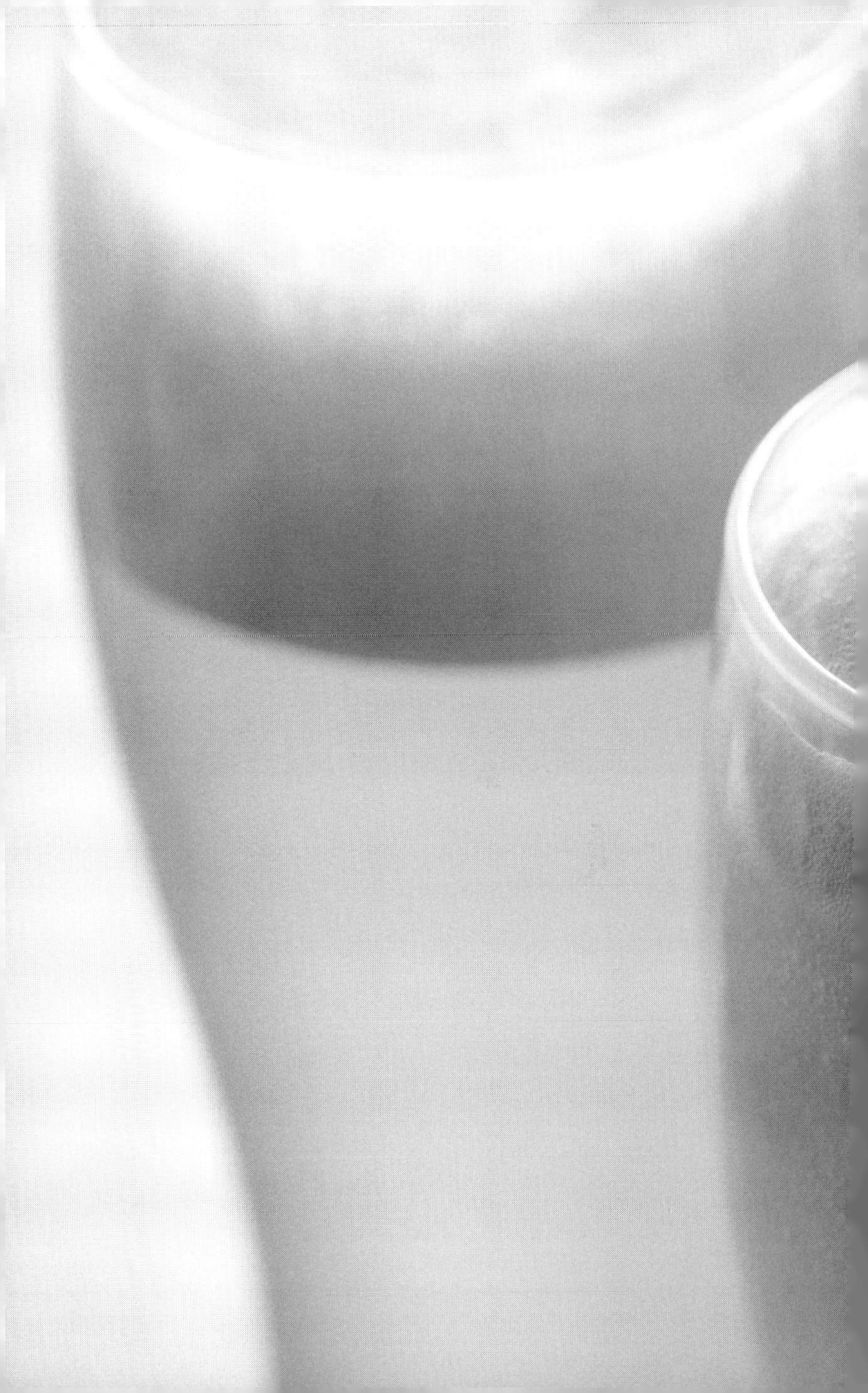

痛風メンタル説

大竹聡

おおたけ・さとし／1963年東京生まれ。ライター。好きな食べ物はウニ、イクラ、カツオブシ、魚の干物、ちりんめんじゃこ、焼きタラコ、カラスミ、あん肝、タラ、フグの白子、牛、豚のモツあれこれ。酒全般を愛す。

痛風との付き合いも15年になる。発作は、突然の痛みという形で襲ってくるから非常に恐ろしい。けれど、痛み止めを服用すれば、やがて何事もなかったかのように治まってしまう。これは痛風ではないのではないか？　私は、当初、そんなふうに思うほどだった。

しかし痛風は性悪だった。忘れたころにやってくる。安心していると、急に来る。たいていの場合、むしろ体調がよく、盛んに飲み食いした時期に、あっ！　来た、と思ったときには後の祭り。痛たたたた、と、片足を引きずることになってしまう。左足、右足、また左ときて、今度は右かと思ったらまた左、という具合に裏をかく。けっこうなワルなんだ、痛風ってヤツは……。しかも、痛みが去ると、ああ、治ったねえと思わせる狡猾な一面も備えている。純朴な私などは、油断しては襲われ、痛み止めが効けば元気ハツラツ、スタスタと飲みに出かけ、忘れたころにまた襲われる。そのループを何度も回るうちに、やはりオレのは痛風とはまた別のものではないのかと、今度はやや真剣に考えるようになった。なにしろすぐに治る。

そもそも、ちょっと足を引きずるくらいのことでは医者に行かないから、痛風であるのかどうか、判断のしようがないのだった。

痛みはやってくる。しかし、すんなり去っていく。また来るとはいえ、恐れるに足らず。そう思えば気持ちも大きくなって、街で足を引くようにして歩く人を眺めては、痛風と闘うなかれ、むしろ添うてみよ、などと心の中で呟く能天気振りであった。

ところが、ループだと思っていた輪っかは、実は螺旋であった。知らずしらずのうちに痛風スパイラルに陥った私は、一回転するごとに深みにはまり込んでいたようで、やがて、抜き差しならぬところまで落ちた。

昨年1月。経験のない激痛がきた。足を床につけることができず、トイレにケンケンで行

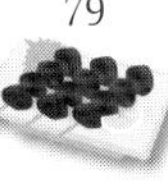

く始末。サンダルをつっかけ杖をつき、家から5分の整形外科まで25分かけて出かけた。

足首痛で歩けない。おそらくは関節の異常であるからレントゲンを撮ってほしいと告げ、実際、撮影してもらってから診察を受けた。

「きれいですよお、関節。うん、だいじょぶ」

「へ？　そうなんですか？　だって、ものすごく痛いんですよ？」

「痛み止めと湿布を出します。それから採血させてくださいね。関節に異常が見られないところから、尿酸値のいたずらかな」

医師はそれだけ告げた。

尿酸値ということは、やっぱり痛風か。たしかに今回のは痛い。しかし、痛むのは足の甲から裏へかけてなのだ。本当に痛風なのか。多くの人が訴える足の親指の付け根の激痛ではないのだ。痛風は痛風でも、オレのはひと味違う痛風なのではないか。どうやら私は、どうしても痛風と認めたくないようなのである。

この後、実に不思議なことが起こった。

整形外科からの帰路である。まだ湿布も貼ってないし、薬も服用していないのに、痛みが和らぎ始めたのである。日ごろ用いている市販の痛み止めよりずっと効く強い薬をもらい、安心したものか。薬局を出たところから痛みは引き始め、往路25分の道のりも、復路は10分とちょっとで歩き終えた。

これは、なんだ？　あの激痛はどうしたのだ？　往路と復路のこの違いはなんだ。何が起きたのだ？　痛みが薄らいでいる。私は杖をついて歩きながら考えた。やはり普通の痛風ではない。そして思い当たった。

メンタルってことだね……。

整形外科へ行くときと帰るときと、その間に経過したのは1時間半ほどである。この間、物理的にも化学的にも、我が右足首になんらかの作用をもたらす処置を施していない。おまじないさえ、かけていない。しかし、痛みは確実に軽減している。実際、スタスタとは言わないが、なんとか道を歩くことができるのだ。考えられることはひとつ。何事かが我が精神に作用して、痛みを和らげたということだけである。

「薬で痛みはすぐに引きますよ」

という医師のひと言を聞いただけで私の心は安定を取り戻し、それと同時に痛みも引き始めた。私はひとつの結論に達した。

痛風メンタル説――。

痛風は心の衰弱時に起こり、平静にもどれば沈静化する。認めたくはないが、この私の足の痛みが仮に痛風であったとしても、それは心因性のものだ。私は何度も採血をしているけれど、尿酸値を下げる薬を処方されたことはない。つまり高尿酸血症と診断されていない。この点からも、発作の原因は我が繊細なココロに作用するなんらかの精神的要因に求められるべきである。

このように結論したころから、コロナ禍に突入し、自宅に籠りがちになった私は太り、足腰はひどく弱った。迎えた9月。久々に昼から外で飲んだ私は駅の階段で転倒、肩を骨折、救急車で運ばれて応急処置を受けた。その3日後、ビスを何本も打ち込む全身麻酔手術を受けよ、と診断された。そう診断した外科病院を信じないわけではなかったが、思いついて1月に痛み止めをもらった整形外科に意見を聞きに行った。

全身麻酔が怖いから、できれば手術を避けたいと伝える私に、写真を見るなり医師は、「これは手術だね」と言った。話は終了だ。

席を立とうとしたとき、医師は私を呼び止めた。

「前回のね、採血の結果、お知らせします。尿酸値だけど、本年の当院の最高値でした」

高尿酸血症で足の甲に強い痛み。典型的な痛風だね——。医師の微笑みがそう語っていた。

私の痛風メンタル説は崩壊した。全国60万人とも70万人とも言われる痛風患者諸兄となんら変わらない、フツーの痛風なのだった。

いやしかし、疑念は残る。今も、原稿の締め切りが重なったり、会いたくない人に会わなければいけない日が近づいてきたりすると、私の足は痛み始めるのだ。だから私は、人にはそれと語らないものの、わが痛風は心因性、とこっそり思っているのである。

痛風男子に物申す

倉嶋紀和子
くらしま・きわこ／1973年、熊本県生まれ。編集・執筆。雑誌「古典酒場」編集長。座右の銘は、隙あらば呑む。お酒は、アルコールが入っていさえすればなんでも好き。

数の子、いくら、ウニ、たらこ、カラスミ、たこまんま。さらには白子にあん肝、蟹味噌も。尿酸値をあげまくる食材を大いに食べて、日本酒をがっぽがっぽと呑む会だ。痛風持ちには鬼のような会なのだが、安心してください、ちゃんと男性部員もおります。が、この手の会は往々にして女性酒呑みが元気。

「魚卵部」なるものを結成している。

当会も、部長の角田光代さんを筆頭に、好く呑み、好く食べ、好く酔う女どもが集っている。そのアマゾネスパワーの影で、ひょっとしたら、痛風持ちの男性がいるのかもしれない。公表していないだけで、プロのツーファァー（薬で痛風を抑えるのにも長けている手練れの痛風師）がいるのではないか？　そう思って、プロツーファァー探しを試みたことがあったのだが、自分自身が酒に呑まれてしまい、記憶を一切合切失ってしまっていた。結局、この会にプロツーファァーがいるのかどうか、いまだに知らない。結成して6年も経つというのに。

まぁ、そんなことは、どうでもいい。あたしには関係のないことだ。だって、女性が痛風になる確率はとっても低いと聞いている。所詮他人事なのだ。

しかし、時には、羨ましくなることもある。その痛み、苦しみを話すときのツーファァーの顔。いかにもこの世の終わりのような表情をしているのだが、ある種の勲章を得たような誇らしさをちらつかせているのを、あたしは見逃さない。まるでそれだけの酒徳を積んできたかのような威容さだ。

あたしは、それが妬ましい。あたしだって、酒まみれの人生を送ってきたのに、その波には乗れないのか……と。

例えていうならば、男性のエスコート無しに女性のみでは入店できない根岸の「鍵屋」での、カウンターひとり呑み。その愉悦を語る男性を羨んでいる心持ちに似ているかもしれない。

時代に燻されて飴色に艶めく店内、使い込まれた銅壺で店主が白磁の徳利をくるくると丁

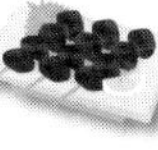

寧に回しながら風情たっぷりに燗をつける様を、ひとり静かに眺めていたい。その景色をつまみに、年季の入った分厚い木のカウンター席でひとり、呑みたい。店主と酒と自分、その三者のみで向き合いたい。そう願えども、女である限り、今世では叶うことはない。この哀しみ。

未体験なことほどこそ、体験してみたくなるのは人間のさが。痛風もそれに似ている。食べたことのない珍味に出合ったときに狂喜乱舞する酒呑みならば、なおさらのこと。あたしのこのやるせない気持ちは、悪食的嫉妬なのかもしれない。

「風が吹けば桶屋が儲かる」そんな落語的な意味合いを勝手に感じていた痛風。「風が吹いただけでも痛い」。ただその音感の良さに面白味を感じていたのだが、大人になって、初めて痛風持ちと対峙した時に、そんな揶揄をするどころではない痛みなのだと、なんとなく感じた。

最初は居住まいを正し、眉をひそめ、大変な事態になったのだ、この人は、と心底同情した。が、そういう人たちと何人も出逢ううちに、気づいてしまったのだ。男の勲章、いや、酒呑みの勲章とすら思っているに違いないことに。

「腫れ上がっちゃってさぁ。歩けないいんだよ」

しかめっ面しながら、モツ焼き屋でレバ串を頬張っている。

「呑みすぎちゃダメだってさ」

悲しげな表情で、真っ昼間からコップ酒をあおっている。

「食べ物とか、制限あるんでしょう?」そう尋ねると、

「まあね。でもね、付き合い方わかってきたからさ」

まるで馴染みの女のことを言うように話す。

「そろそろ発作、来る頃かなってわかるようになったんだ」

その前に、なぜ止められぬ。

「まぁ、キミには一生縁のないことかもしれないね。羨ましいなぁ。ははは」

やけに誇らしげだ。

しまいには、

「これで割れば大丈夫だから」

ビールを焼酎で割って呑むツワモノまで出てくる始末。いや、いくら焼酎がプリン体0だと言っても、それはいろんな意味で、行き過ぎだろう……。痛風であろうがなかろうが、人として、心配だ。むしろ痛風を言い訳にして、アルコールの濃い酒を呑もうという魂胆なの

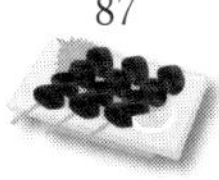

ではなかろうか。そんな邪推まで、他人にさせてしまう人たち。

そういう痛風男子が、嫌いじゃない。

「大変そうね」。親身になっているふりをしながら、このツーファーは一体どんな痛風列伝を語ってくれるのだろう。内心ワクワクしている。あたしにとっては、まさに鴨が葱を背負ってやって来た状態だ。一緒になってビールの焼酎割りを呑んでみたりする。「魚卵なんて、食べちゃダメなんでしょう?」なんていいながら、ぬる〜っと、焼きたらこなんかを目の前で食べて見せたりもする。その時、その人が、どんな表情をするのかをこそりと盗み見ながら。

人の不幸で呑む酒のいかに美味いことか。あたしは、身をもってそれを体感している。

つまりは、お互い様ってことだ。痛風男子は自虐的哀しみをたたえながら、それでも酒場に通う武勇伝を語り、それを聞いているあたしは、同情を装いながらその話をつまみに呑んでいるという寸法だ。

どちらとも、結句、酒が美味いのに違いない。

痛風予備軍たちよ、怖るることなかれ。「痛風」のたった一語だけで、どれだけ彩り豊かな酒が呑めることか。痛み、哀しみを吐いたり呑み込んだりしながらあおる酒はさぞかし美味かろう。

「痛みに耐えて、よく頑張った！」そんな声を掛け合いながら、同病相憐れみの酒だってますます進むが必定。

今のあたしにはせいぜい、そう夢想することしかできない。

だって、やっぱり、他人事なのだもの。

痛風、怖い。

痛風の苦しみはなんと呼ぶべきか？

柳下恭平

やなした・きょうへい／株式会社鷗来堂（おうらいどう）代表。１９７６年生。校閲者。好きな飲み物はビール。発作がよく出る箇所は左足。どうして神さまは尿酸の結晶をトゲトゲの形にデザインしたんだろうって、いつも考えている。

「言葉の専門家として、痛風の苦しみはなんと呼ぶべきか？」と聞かれた。

困ったなあ。要するに、その答えは「痛い」ってことだから。もう、ただ、それだけだから。

痛風ってそういうもの。痛くて痛くて、痛くて痛い。

もっと正確に表現するなら「ぅ〜〜〜〜〜〜ぅ〜〜〜〜ぅぅ〜〜」って感じで、うん、

圧倒的な痛みの前では、言葉は力を持たないよ。

いや、僕も多少なりと大人なので、聞かれていることはわかる。

たとえば「贅沢病（これについては反論がある。贅沢なんてしてないヨ！）」と言われていたり、「風が吹いても痛い（これにも反論はある。吹かなくても痛いから!!）」と言われていたり、そういう語源とか、気の利いた呼び方を聞かれているのだろうなって、それくらいはわかる。

大人だから。

でもね、僕が言葉の専門家かどうかは棚にあげて、僕は、コピーライターでも小説家でもエッセイストでも詩人でもなく、もちろん、医療関係者でもない。だから、言葉なんて選べない。

痛いのよ！　ただただ痛いのよ!!

そこには万人の共感を作る洒脱な言葉なんて存在しなくて、痛みの前にロジックは吹き飛び、ただただベッドの上で、地獄が過ぎ去るのを耐え忍ぶのみ。

うん、繰り返すけれど、圧倒的な痛みの前では、言葉は力を持たないんだ。

「痛風の苦しみはなんと呼ぶべきか？」

ああ、そうか、もしかすると、その答えのひとつは「同病、相憐む」なのかもしれないな。

若人よ、君に聞く！　君は足が痛くてトイレまで行けずに、なりふり構わず台所の流しで小

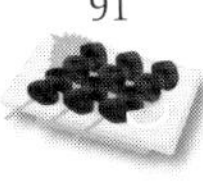

便をしたことがあるだろうか？（最悪だよね、僕もそう思う。あの時は一歩一歩が痛くて痛くて、なりふりなんて構っていられなかったんだ。今思い出しても、つらい。でもあれは人間の尊厳について考える哲学的な時間でもあったな）

君は病状が進行して、ついに動けなくなり、ペットボトルを半分に切って尿瓶を作ったことがあるだろうか？（何を言ってるかわかんないよね。痛風のときはね、水をたくさん飲むくらいしか能動的な行動ができないんだよ。水を飲めば早く治る気がするんだ！）

さらに君はその半分に切ったウーロン茶のペットボトルの中に、自らホットウーロン茶を作ったことがあるだろうか？（汚くてごめんな。ドン引きするよね。でも、これがおじさんのリアルなんだよ。色もなんだかそのときは、ウーロン茶っぽいんだヨ！）

君にまだ、上記のようなことがなければそれでいい。今、このように僕の上品でない生活の一部を知ることは、僕の人格を貶めただけで終わってしまい、共感もなく、ただ、僕を蔑み哀れと思うだろう。今はそれでいい。

しかし、この日はいつか、君にもやってくる。

これを読む諸兄に（あるいは一部の諸姉にも）、僕は連帯の挨拶を送る。

いいかい。覚えておいてくれ。

おじさんを笑う若者は、やがて若者に笑われるおじさんになるんだ。(君のことだぜ?)

まあ、こういうのは持ち回りだから、僕も今だけは少しくらい先輩風を吹かすけれども、とにかく! こういう経験をしたことがないのに「痛風の苦しみはなんと呼ぶべきか?」なんてことを理解をすることはできないって思う。それがつまり「同病、相憐む」ってこと。「痛風の苦しみはなんと呼ぶべきか?」を経験したことのない人に伝えることってできるのかしらねえ。


そういえば、僕がはじめて痛風の発作に襲われたのは、大阪に出張したときだった。夜の心斎橋の狭い道。大声で歩く酔客の群れを、苛立ちながら、ねじ込むようにすり抜けていくタクシーがいて「近くて危ないナー」なんて思いながらも、僕もアジア的混雑の一部となって、その場にいた。

僕はその日の宿に帰る途中で、まあ、多少は嗜んでいたけれど、酩酊が作り出すあのアルコール特有の浮遊感はなく、足はしっかりと地面についている。大阪は楽しいなあ。明日はどこに行こうかなあ。なんて、知らない街を浮かれて歩いていると、いきなり! 僕のすぐ右わきを徐行していたタクシーが方向指示器もなく左折をした。そして、内輪差のせいか、雑踏

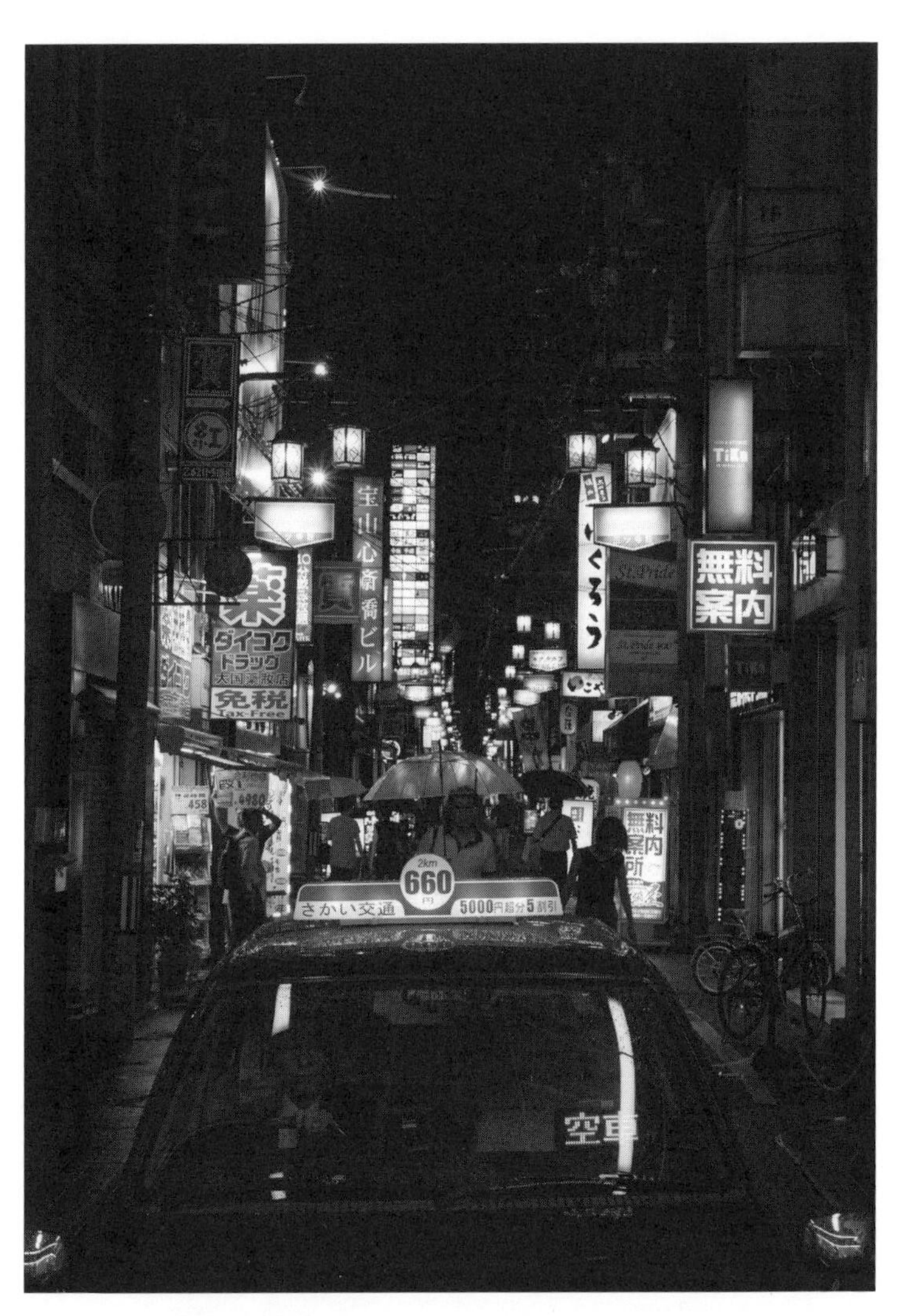

夜の心斎橋は酔っぱらいのオアシスである。

のせいか、タクシーは僕の右わきにぶつかることになる。

ぅおっと！　あっぶない！

関節技を決められた格闘家が、相手に降参を伝えるみたいに、僕も車体を2回タップ。こんな轢かれかたは初めてだ。避けた反動で足をくじきそうになってしまった。

まあ、その後の詳細は省くけれども、そんなこんなでいろいろ終わらせて、くたくたになって床につく。長い一日だった。物理的な意味でも巻き込み事故で、まあ最後は大変だったけど、それでも楽しい一日だったよね、と、轢かれ者の小唄を胸に、その日は眠った。ところが本当のクライマックスは、そのあとのこと。

何時間も寝ないうちに、足が、なんだかすごく痛い！　痛くて痛くて目が覚めてしまった。まず、右足の甲が、熱い！　そして、目で見てわかるくらいに腫れて膨らんでいる。痛い！　甲がパンパンになっていて、くるぶしのあたりも刺すように痛い。踵以外は触るだけでつらくて、長ズボンを履くのは無理だった（海パンを持っていてよかった）。同様に靴下や靴を履くのも不可能だ（これも、ビーチサンダルを持ってきてよかった）。

ご想像の通り、これは痛風の発作で、今の僕ならそれがわかるけれども、そのときは、よもや痛風だったなんて想像も出来なかった（強い外的ショックがきっかけで痛風の発作が始まることもあるみたい)。昨日の夜に、足を轢かれるのを避けるために、変な踏みかたをして、骨折をしたのだろうかって勘違いをしてしまった。

それで、病院にも行ってみてレントゲンを撮ったりもしたけど、外傷はなし。

あたりまえだ、痛風なんだもの。でも、その時はまったく原因がわからず、痛みどめだけ処方をしてもらい、なんとか凌いだ。すごく痛かったけど、なんとか東京まで帰ってきた。

後日、矢来町の名医にこれが痛風だと診断してもらうまで、僕はずっと苦しみぬいた。西洋医学が尿酸値をコントロールしてくれるまで、ずっと交通事故の後遺症だと思っていた。

「痛風の苦しみはなんと呼ぶべきか?」を経験したことのない人に伝えることって、たぶんとても難しい。

痛風ってものを知らないと、救急搬送のお医者さんも外傷を探してしまうくらいに、難しい。

僕にとっての痛風は、導火線に火のついた爆弾みたいなもので、それは、いつか必ず爆発する。つまり時限爆弾を足に抱える生活ということで、つらいし怖いけど、もう僕はそれについて、ちょっと諦めている。受け入れていると言ってもいい。

その導火線の長さが、長かったり短かったりしてるから、また、厄介だ。今は、たまたま爆発していないだけで、導火線はジリジリと焼かれて、爆発の日は近づいてくる。今じゃないいつか、それは爆発するから、そこは厄介だ。

右足か左足かは、重要じゃない。

どうせどっちも爆発するから。

痛風を経験して、少しだけいいこともあった。

街場でお互い痛風持ちだって分かると、秘密結社の同輩に出会った気持ちになる。「君もだったか、同志よ」って気持ちになる。それは、ちょっと好きだな。

その奇妙な背徳感、あるいは共犯者の友情のような連帯感は、なかなかに得難い。

「痛風の苦しみはなんと呼ぶべきか?」と聞かれて、ひとことでそれを言い表す言葉を僕は知らないけれど、でもこの痛みを経験してからは、不思議な諦観のようなものも知って、それは僕の人生の中のチキンレースのアクセルとブレーキの精度を上げた。まあ、なんの役にも立たないけれど。

痛風コレクション —— An useful items for the gout ——

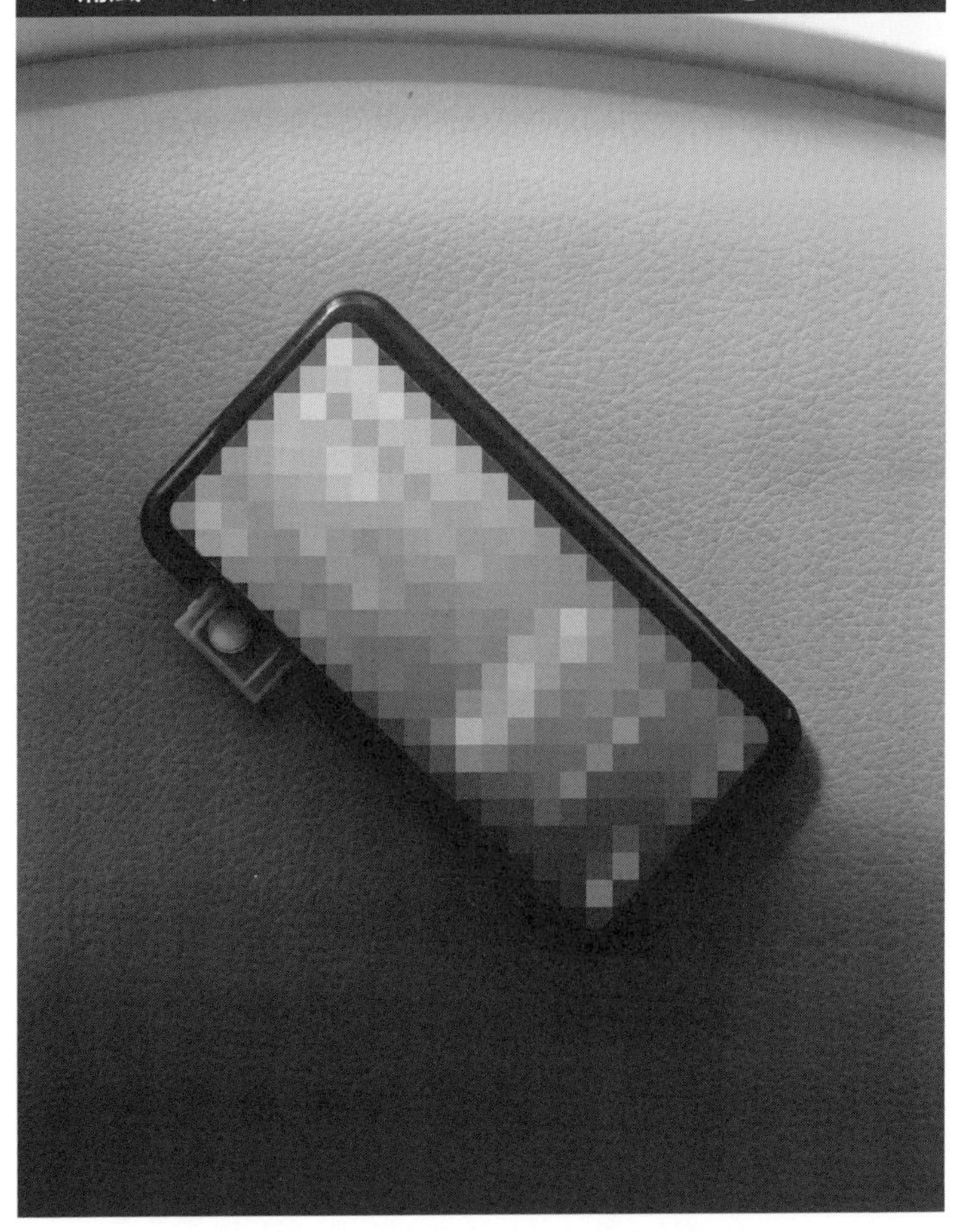

ボルタレン、ロキソニンなどの痛み止めは必須。
飲み過ぎると腎臓に負担を与えるので、服用には注意したい。
写真のような某ミントケースに痛み止めを入れておくと便利。

第3章　痛風は文学だ

インタビュー「なぜ主人公を痛風にしたのか？」

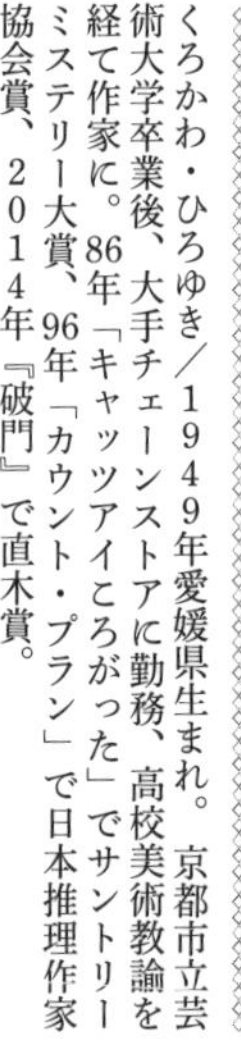

黒川博行

くろかわ・ひろゆき／１９４９年愛媛県生まれ。京都市立芸術大学卒業後、大手チェーンストアに勤務、高校美術教諭を経て作家に。86年「キャッツアイころがった」でサントリーミステリー大賞、96年「カウント・プラン」で日本推理作家協会賞、２０１４年『破門』で直木賞。

自身も痛風を持つ痛風作家黒川博行氏。痛風遍歴から、『桃源』『落英』に登場する痛風持ちの刑事・上坂勤、通称「勤(きん)ちゃん」についても話を聞いた。

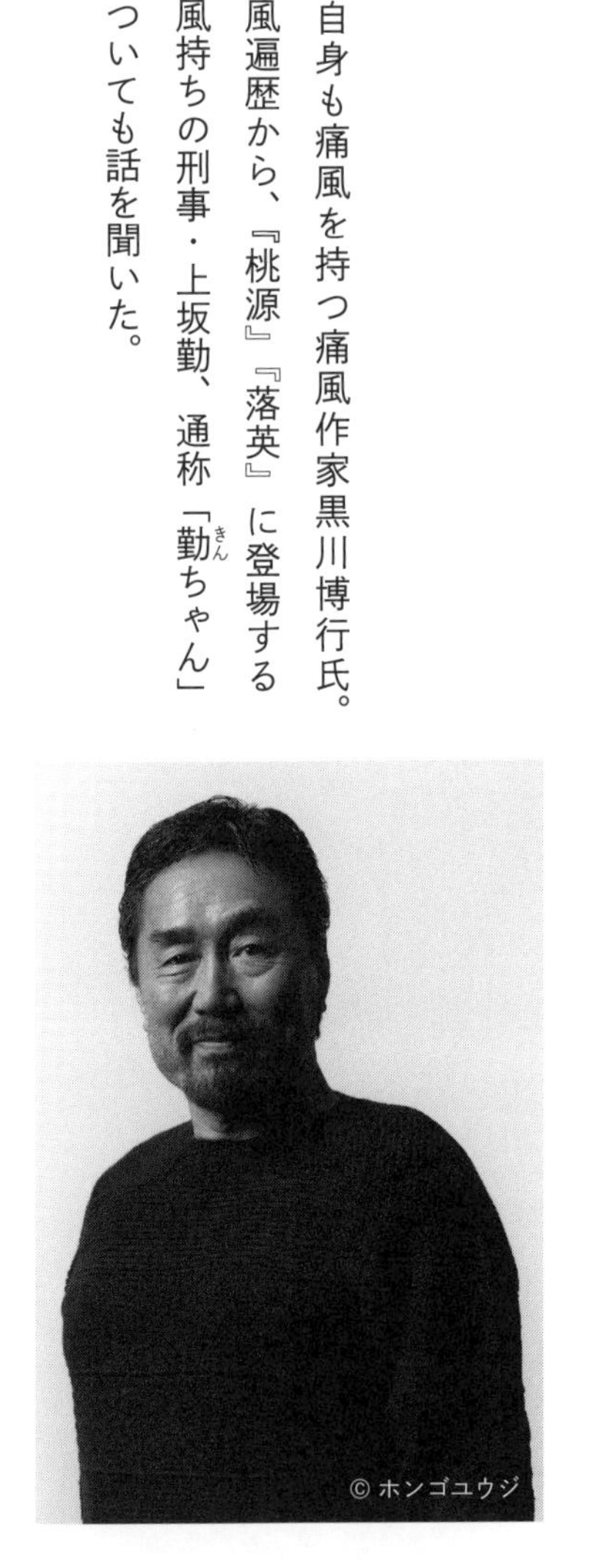

©ホンゴユウジ

痛風の原因は遺伝である

痛風を発症したのが30代半ば。30年以上付き合ってきました。痛風はストレスがいけないといいますが、小説家として仕事のストレスはほとんどないんです。もちろん締め切りはあるけど、何十年とやっているから、それはストレスとはいえない。痛風は遺伝と体質が原因だと思っています。

毎日、目が覚めるのは昼の12時ごろ。2時くらいから執筆をはじめて、余裕があれば夕方に昼寝をすることも。遅くても朝の4時くらいに寝るから最低でも8時間は寝ている。この歳では元気なほうでしょう。

その昔、会社勤めをしていた時は、それはストレスだらけでした。大手スーパーの建築意匠担当やったけど、仕事が嫌で嫌で、毎朝会社に行くのがつらくて仕方なかった。朝が来るとお腹が痛くなったし、本当に泣きそうな思いをして仕事場に向かっていました。

その後に、学校の教師になったら、自由で楽しかったですね。美術の教師は学校にひとりしかいなかったから、美術室も準備室も独り占め。ぼーっとしても誰も咎めないし、そもそも他の教員と会うこともなかった。

なにより学校長や教頭に対して服従する必要がないのがよかった。あの当時は、校長になる奴はあほやと思ってました。というのも、教員というのは、40代になったころに今後の身の処し方を考える。出世して教頭や校長になるか、現場で生きるかを選ぶんです。

上を目指すとしたら、上司に尻尾を振って、ごまをする必要があるんです。そういうことしない人の方が優秀に決まってるでしょう。

上に媚びない優秀な教員は、教育困難校にまわされます。そこでも優秀な教員はやっていける。反対に優秀でない奴は、進学校に残りたがるわけです。進学校の生徒は優秀だから、教員がぼんやりしててもなんとかなるから。

自分がいた高校はその中間でしたね。進学実績はそんなに求められないから、10年ほどとても自由にやらせてもらった。

教員は今でこそ忙しくてブラックな職場ですが、当時は春夏冬と完全オフで、学校に行かなくていい。夏なんて40日も休暇があって、そのうえ給料をもらえた。海外旅行に行く連中も多かった。本当にいい時代でした。

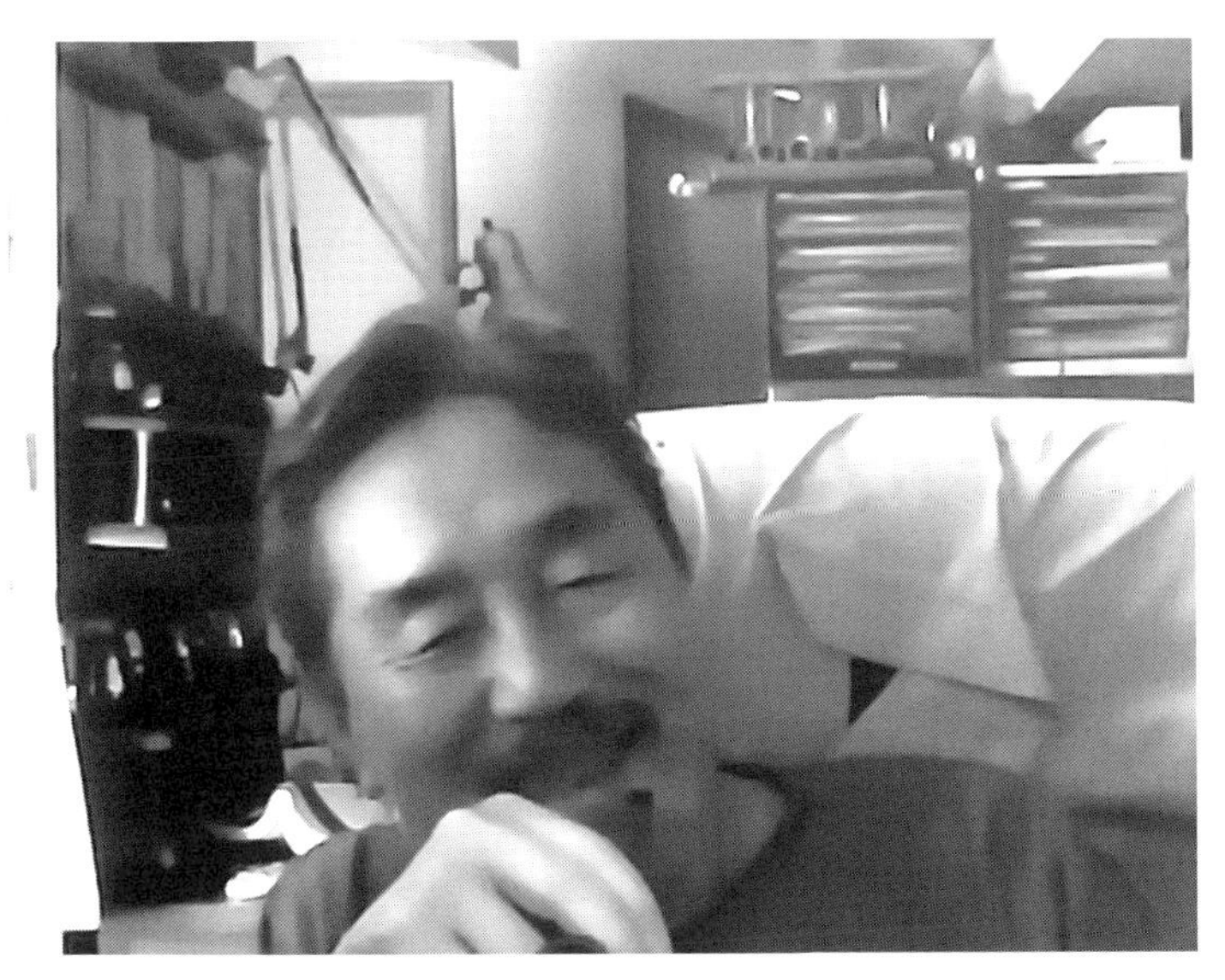

インタビューは緊急事態宣言の中、オンラインで行われた。

発作が起きるのはテニスのあと

最初に痛風の発作が出たときは、松葉杖をついて学校へ行ったような記憶があるから、歩くのがしんどかったんでしょうね。

発作が起きた時は、「捻挫やろな」と思いました。趣味でやってるテニスで足を捻ったんだと思って、1週間ほどじっとしていた。そしたら治ったから忘れてたんだけど、その後、2、3回目の痛みがやってきたときは、運動もしてないのにこんなに腫れるのはおかしいなと思って病院に行ったんです。「痛風や」って言われました。

尿酸値は高い時で8の真ん中くらい。生活は規則的だったし、酒は人並み。夜の街を飲み歩くことも滅多にない。小説家になってからも同じです。家は仕事場だし、飲んだらやる気がなくなるので、自宅では一切飲まない。

そうなると、やっぱり痛風は体質としか言いようがないですよね。

痛風の痛みは、足の親指に出る人が多いみたいだけど、僕は足首に出ますね。アキレス腱の周辺がよく腫れます。痛いです。だけど、なにかぶつけたり、歩いたりしない限りは大丈夫。

小説家は座業ですからそこはありがたいですね。革靴を履いて歩くような仕事の人は大変でしょう。

だからね、正直なところ、そんなに辛いとも思ってないんです。腎臓にダメージがあるというから、尿酸値を下げる薬は飲んでいるけど、正直、一番気にしているのは血圧ですね。痛風の発作は10回ほど経験しています。発作が始まるのは、テニスから帰ってきたときが多いです。テニスが終わって家でシャワーを浴び、くつろいで数時間すると、足が「むずむず」ってしてくる。ああこれはそうやなって。これは経験者しかわからないと思います。危険を感じたら、大量の水を飲みます。薬を飲んでいるし、そんなにひどいことにはならないだろうと頭のどこかで思っているから、消極的な対応しかしてないんです。とりあえずはこんな感じで一生付き合っていくんでしょう。

キャラクターはある意味分身だ

小説を作る時は、最初にキャラクターを決めて、その後に、大きな流れを考えます。

大事なのはキャラクターの個性をどう決定するのか。僕にとっては主人公の仕事を決める工程がそれにあたります。

仕事が決まると「お金」つまり収入が決まる。そうなると生活スタイルが見えてくる。職業＝お金＝キャラクターになりますから。

その次は、趣味ですね。『桃源』の勤ちゃんは、刑事で映画が好き。僕が映画好きなもんでね、映画に詳しい設定にすれば、自分の知識を小説の中で語らせることができます。

勤ちゃんには、さらに痛風を与えたら、面白いと思ったんです。

彼の中には、僕の要素は多分に入ってますよ。僕の小説のシリーズものの主人公は、自分の分身みたいに、何かしら僕の要素が入っていると思います。

彼は痛風で映画好き。愛嬌があるキャラにし

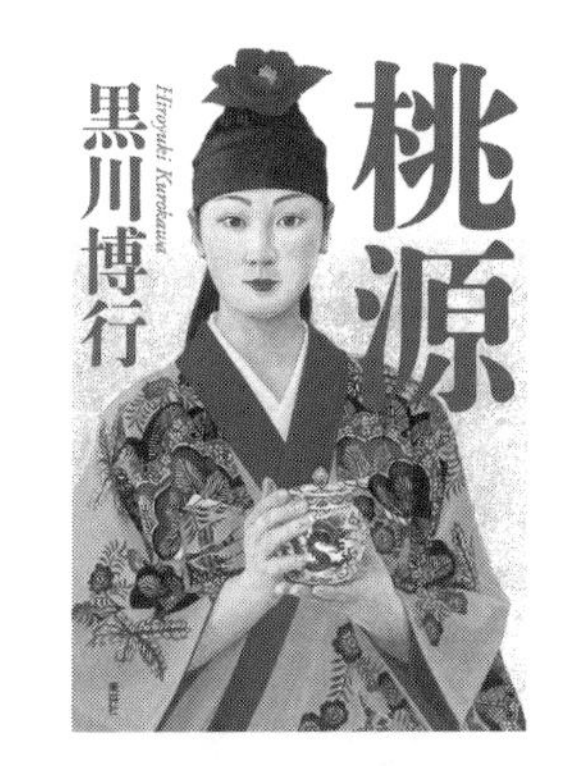

痛風持ちの刑事、上坂勤が活躍する『桃源』（集英社）

たかったから、それだったら小太りの方がいいのかなって。そうしているうちにキャラクターが固まってくるんです。


上坂は右の靴をサンダルに履き替えてストラップでとめた。

「その靴、持って歩くんか」上坂のウエストポーチはペットボトルが詰まっている。

「吊るしますねん。ベルトに」上坂は靴紐をつまんでみせる。

「信楽(しがらき)の狸か」狸は棕櫚(しゅろ)の紐で徳利を提げている。

「ほんまやな」

さすがにみっともないと思ったのか、上坂はウェイターにいって手提げの紙袋をもらった。

『桃源』(集英社)より

痛風の描写は書きやすいですよ。自分のことをそのまま書いてるわけだから。コルヒチンは痛みがおさまるけど、鼻血が出るから飲みたくないとかね。

勤ちゃんの痛風の描写を面白いと思ってくれたら嬉しいですよ。同じ症状を持った患者が全国にいるわけで、このシーンに共感してくれるんなら、書いてよかったと思う。靴を脱いで、サンダルを買って、手には革靴を持って歩く。そうすると、新垣が袋を持ってくる。患者の人はよくわかるんですね。腫れている足で動き回るにはサンダルを履かざるを得ない。あれは想像じゃ書けないです。

でも、痛みをおしても聞き込みに向かうでしょう。彼らは根っこが真面目。これまで優秀な刑事というのを書いたことがほとんどなかったから新鮮でしたね。

勤ちゃんの可愛さと新垣の人の良さ

『桃源』で勤ちゃんとバディを組む新垣は女にモテます。これまで、そんな男を主人公にしたことないから、良い男には女が寄ってくるんだろうと想像を働かせて書きました。もちろん自分自身は経験がないので、取材の産物です（笑）。

僕はね、いつも酒場で人の話を聞いているんです。小説のネタになりそうなのがあったら、頭にインプットして、それを小出しにして小説に落とし込んでいく。

勤ちゃんと新垣にモチーフはいません。キャラクターは僕の頭の中で生み出したものです。僕の小説の中では、やっぱり二宮・桑原の疫病神シリーズが人気だけど、勤ちゃんにも根強いファンがいます。

上坂勤というキャラクターの中で、一番気に入ってるのは、かわいいところでしょうね。ネット上の読者の感想を見ても「勤ちゃんがかわいい」という意見が多い。僕自身も勤ちゃんのかわいさをもっと出したいと思って書いてますから、そこは成功したのかなと思います。


「どうする。レンタカーを借りるか、バスで行くか」

石垣市街から於茂登まで、北へ十五キロほどか。

「遼さん、ぼくは……」

「分かった。みなまでいうな」

レンタカーを借りることにした。

『桃源』（集英社）より

痛風という設定もだんだん使い勝手がよくなってきましたね。痛風の発作が出たら行動が制限されます。『繚乱』で堀内が負傷して足が不自由になって杖を使う生活を送っていますが、そういうハンデがあったほうが、ストーリーが描きやすくなることもある。

そして、勤ちゃんが痛風であることで、バディにも忍耐が求められる。相棒が痛そうにしているけど、「大丈夫か」という慰めの言葉はかけない。単に《発作が起こって痛がっている男が目の前にいる》というドライな目で見ている。

でも、迷惑をかけられているのに、新垣はそこまで嫌な顔をしない。つまり、彼の人の良さも出している。

彼は勤ちゃんにやさしいでしょう。女にはドライやけど、勤ちゃんには自分がモテていることをいっさい言わない。それは狙って書いています。

書いているうちに新しい発見もありますが、一作を書き上げるとだいたいキャラは固まりますから、次の作品からは書きやすくなります。

痛風持ちだけど優秀

僕が小説で大事にしているのはね、展開はもちろん、文章のリズムです。展開を早くして、読者を飽きさせない工夫をずっとしています。

原稿が出来上がったら、声に出して読み上げます。

セリフは奥が深いんです。文字数が少ないと、だらだらっとした会話になるし、文字が多いと今度は不自然になってしまう。その加減が難しい。このセリフは「説明」になってないかなと常に気にしています。セリフで説明するのは、プロの小説家の仕事やないですから。

セリフは描写です。勤ちゃんは、小生意気だけどかわいいでしょう。どうやってそのかわいさを出すのか？　その塩梅は小説家としての技術としか言いようがない。

デビュー当時の小説を読むと、下手やなって思いますね。地の文が固いし、説明が多い。手前味噌やけど、今はけっこう巧くなってるんやないですかね。

小説を書いていると、キャラクターが勝手に頭の中で喋り出すんです。勤ちゃんやったらここで足が痛み出す。新垣やったら、ここでこう言うし、こういう行動をとるって筆が動く。

勤ちゃんはいつも弱音を吐いて、ぶーぶーいうでしょう。それはね、彼の根っこが大阪人だからです。

大阪人は常に自虐的で、他人を落とさないで、自分を落とす。人よりも自分が上に立とうという意識がない。自分を笑ってくださいと思っている。つらいことがあったら、泣いて見せることで、相手を安心させる。それは彼なりのコミュニケーションの手段であり、小狡い一面でもある。自分もそうだからよくわかるんです。

勤ちゃんを一言でいうと、優秀。それに尽きます。目的意識がはっきりしていて、そこに到達するためなら、手段はいとわないし、テクニックもある。自虐的でかわいさもあって、愛想を見せて人から情報を引き出す。常に刑事としての本分を全うしようとしている。

そこに、痛風というエッセンスが入るだけで、さらに奥行きが出る。いいキャラクターですよね。

これからもいろんな小説を書き続けますし、いくつもキャラクターが生まれるでしょうけど、痛風持ちは勤ちゃんだけで十分かなって思うんです。

「中央公論」で連載中の勤ちゃんの続編「雪澱」、痛風持ちの方もそうでない方も楽しみに！

痛風文学

すずきたけし

すずき・たけし／1974年、栃木県生まれ。ライター。下戸だがプリン体の多い食べ物は総じて好物。とくに生牡蠣には目がない。

右足の親指の付け根に激痛が走り、夜中に目が覚めた。
体を動かそうとしても足にかかった布団がほんのちょっと動いただけで激痛が走った。寝ているうちに何かが落ちて右足がグチャグチャになっていると思った友人のHは「ああ、俺はここで死ぬのか」と大して長くない人生を適当に振り返ったらしい。しかし意識が遠のくこともなく右足の痛みが逆に生を実感させた。Hは激痛に耐えながらなんとか上半身を起こして布団がかかった足先を見てみると、なにも落ちてはいないし、布団が血に染まっているのでもなかった。そっと足から布団を持ち上げてみると、傷ひとつない右足がそこにあったという。

僕が「痛風」という言葉を初めて聞いたのは友人Hの痛風カミングアウトだった。

もはや「痛風」と「プリン体」という言葉に読者はゲシュタルト崩壊をおこしていると思うので、ここであえて痛風が発症する要因については詳しく述べないが、「痛風」になってしまうのは、どうやら「プリン体」が豊富に含まれる食べ物を摂りすぎて尿酸が体に溜まるのがいけないらしい。

しかし遡れば人類はかつてこの尿酸を分解する力を持っていたという。『食と健康の一億

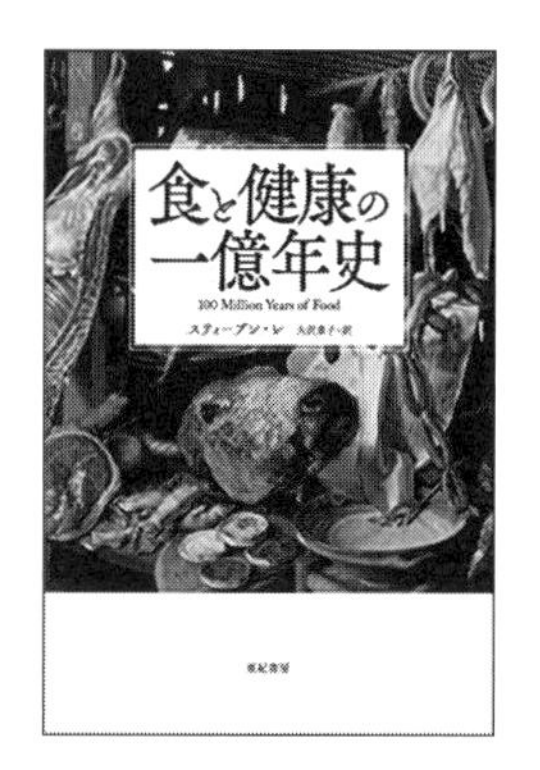

人はなぜ痛風になるのか。衝撃の理由が書かれている
『食と健康の一億年史』(亜紀書房)

年史』(スティーブン・レ=著、大沢章子=訳/亜紀書房)によると、今から四千万年前から千六百万年前のあいだに、残念なことに人類はウリカーゼという尿酸の分解を助ける酵素を作る遺伝子を失ってしまったのである。果たして、悲しいかな「痛風」という疾病原因を人類は獲得してしまったというのである。なぜ、人類が尿酸に屈してしまったのか? これは人類の進化の歴史において、いまだ解明されていない最大の謎のひとつなのだという。

さて、文学という観点から痛風を見ていくと、遡れば『神曲』を書いたダンテは痛風だったという。『失楽園』のミルトンも痛風だ。『女の一生』を書いたモーパッサンも、『恋愛論』のスタンダールもみーんな痛風だ。そして『若きウェルテルの悩み』『ファウスト』の文豪、ゲーテも痛風であった。〝人間の最大の罪は不機嫌である〟という名言は痛風が痛くて痛くて機嫌が悪かったのだろう。

痛風で不機嫌といえばバーネットの『小公子』に登場するドリンコート伯爵を忘れてはならない。アメリカに住む貧しくも聡明な少年セドリックは、亡くなった父が実はイギリスの貴族の跡継ぎだったことで、古風な貴族の祖父ドリンコート伯爵とともに生活する古典の名作だ。この老貴族ドリンコート伯爵は性格が悪く、まさに老害。そう金持ちの老害ほど質の悪いものはない。

専属の弁護士であるハヴィシャムにいたっては

〝お城の大きくて立派で陰気な書斎に、ひとり寂しく痛風の痛みを抱えて腰をすえ、贅沢三昧に暮らしながら、誰にも心から愛されてはいない伯爵。長い人生で、ドリンコート伯爵は自分以外の人間を心から愛したことはなかった。自己中心的で、わがまま勝手で、尊大で、短気な人間だった〟

『小公子』（光文社古典新訳文庫）より

と散々な言われよう。

そんなドリンコート伯爵を「素晴らしい人です」と褒め殺しするよくできた子セドリック改めフォントルロイ卿のおかげで、まんざらでもないドリンコート伯爵は次第に自分の過去の素行の悪さを悔い改めていく。すると、なんと痛風の痛みも忘れ、体調も良くなっていっ

たとさ。

しかし残念ながら痛風は治らない病気なのだ。そして自分が痛風であるとはだれも初めは思わないらしい。

芥川賞作家の三浦哲郎は、未完となった『肉体について』（講談社）のなかで、痛風の痛みを「グラッかえり」と彼が呼ぶ捻挫と同じだと思い込み、若いころによく効いた母伝来の湿布薬を充ててみたり、故郷の友人の家に伝わる妙薬などを使って痛風と悪戦苦闘する様がユーモラスに描かれている。

池波正太郎も痛風だった。

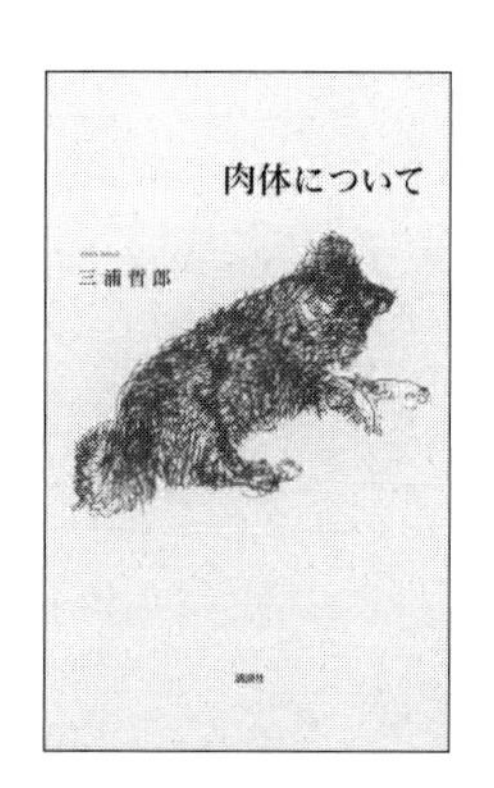

痛風発症の夫と妻のやりとりが面白い『肉体について』（講談社）

『池波正太郎の銀座日記（全）』（新潮文庫）ではその名も「痛風で銀座遠し」という話が登場する。痛風の痛みが苦しくて大好きな銀座に遊びに行けずにモヤモヤし、痛みで大事をとることに「年寄りになっちまった気がする」と吐き捨てた。

池波正太郎のそばで長年書生を務めた佐藤隆介氏の『素顔の池波正太郎』（新潮文庫）には、さらに池波先生の痛風について詳しく書かれている。

食道楽で知られる池波先生は自宅でこそ質素な食事だったらしいが、それでもステーキには目がなくて、朝起きるとビフテキやステーキ丼を好んで食べていて「夏場は朝からこれ

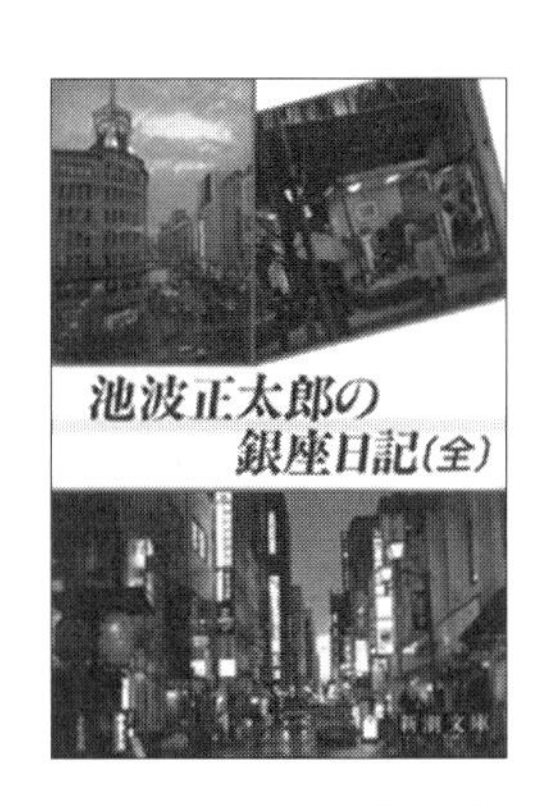

2年ぶりの痛風発症を嘆く
『池波正太郎の銀座日記（全）』（新潮文庫）

をやらなきゃ身体が保たないんだよ」と言っていたらしい。

そして外食が凄かった。

寿司なら銀座「新富寿し」、京橋の「与志乃」、蕎麦なら神田の「まつや」、巴町の「砂場」。常宿である山の上ホテルにこもった時は毎日のように駿河台の坂下、猿楽町の「松翁」でうどん。洋食なら銀座の「資生堂パーラー」、銀座の「煉瓦亭」、戸越銀座の「洋食ブルドック」、中華は神保町「揚子江菜館」で上海焼きそば、夜食用にはシューマイを買って帰ってインスタントラーメンに入れて食べる。銀座「楼蘭」のナマコとアワビの煮込みもお気に入りだったという。

さらにさらに、大好きだったのがうなぎ。銀座の「竹葉亭・本店」では蒲焼で軽く一杯、鯛茶漬けが定番。そしてもっとも足しげく通ったのが日本橋髙島屋特別食堂に入っている「野田岩」のうなぎ。日本橋に行ったら野田岩、日本橋に用がなくても野田岩、痛風の痛みで靴が履けなくなっても、書生である佐藤氏がお供して野田岩、というくらい野田岩のうなぎが大好物だったという。

こんな食生活していたらそりゃあ痛風にもなりますよ池波先生。

そんな食道楽の池波先生は「野田岩」でうなぎを食べた帰りにハイヤーの中で佐藤氏に「なあ佐藤くん、鰻ってのは痛風によくないんだろうか、大丈夫だろうか……」と半分泣きそうな声で言ったという。

椎名誠は『モヤシ』(講談社文庫)の中で、春の定期健診で尿酸値が警戒ポイントを越えていると医者に言われ、初めて「痛風」という言葉を知ることになる。「プリン体」が多い白子もあんきもも、アジやイワシの干物などぜんぶ居酒屋で一番美味いものが食べられない。さらに大好物の刺身までだめだと嘆き、自分のこれまでの食生活はプリン体まみれの日々だったと実感する椎名さん。北海道の利尻島の温泉宿で、カニ、

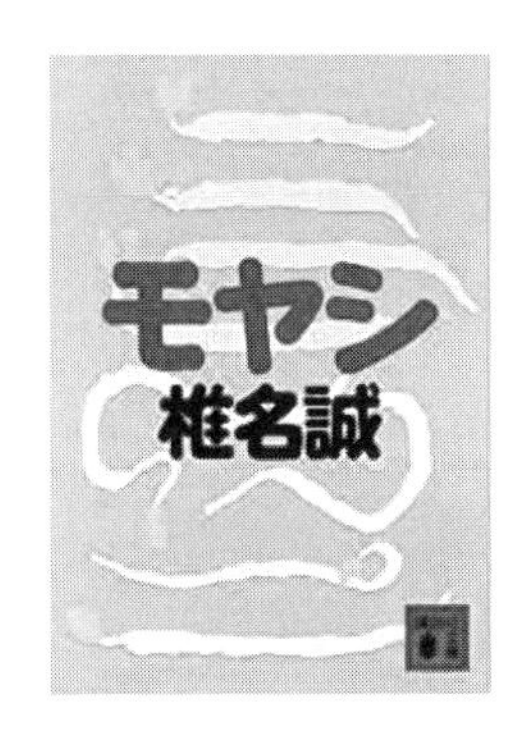

高い尿酸値を維持しつつも、椎名誠は発症はしていない。
『モヤシ』(講談社文庫)

エビ、牡蠣、ホタテ、そしてウニ、ウニ、ウニが並んだ食卓を前にプリン体を気にする椎名さんは竹の子のウニ味噌のせの竹の子だけを齧る。その晩、空腹のまま独り寂しく客室でモヤシの栽培キットに水をやっていると、前日と比べて大きく膨らんで育ったモヤシを見て独り静かに感動する椎名さん。

結局、椎名さんは尿酸値が高止まりのまま痛風は発症しなかった。

直木賞作家の黒川博行も痛風だ。親指でなくアキレス腱に痛みがでるという。薬を服用すれば痛みが収まるらしいが、変わりに鼻血が出てしまうということで、1日4リットルを目標に水を飲むと痛みが治まるという。

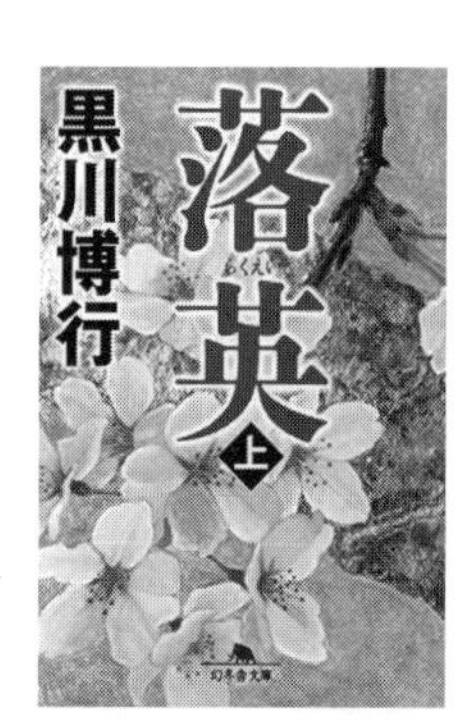

主人公の刑事上坂勤は痛風持ち。作品内での痛風の正確な描写は本人の体験に基づいている『落英』(幻冬舎文庫)

『食と健康の一億年史』によると、尿酸は知能の高さに関係しているという説があるらしい。実際に高い尿酸値にはアルツハイマー病やパーキンソン病、多発性硬化症による脳の障害を防ぐ効果があるとわかっている。つまり知能が高い人ほど尿酸値が高めであるということなのだ。先に挙げた作家たちが痛風であることは知能の面でも説得力がある説ではないだろうか。しかし残念ながら尿酸値は脳卒中や脳の機能低下を高めるものらしい。

友人Hは痛風の痛みのなか、布団から出て充電中のスマホまで這っていき、救急車を呼ぶでもなく最初にしたのは婚活サイトの検索だったという。

どうやらこのまま動けなくなった時に介護してくれる結婚相手が欲しいと思ったらしい。

尿酸値による脳の機能低下は本当らしい。

新青森発の痛風トレイン

とみさわ昭仁

とみさわ・あきひと／1961年、東京生まれ。ライター、プロコレクター。著書に『無限の本棚』(ちくま文庫)、『レコード越しの戦後史』(P-VINE)、『こちゲー』(集英社) などがある。

前日の夜から予兆はあったのだ。新青森の駅近くにとったホテルの部屋でベッドに横たわり、さあ寝るぞというときに、なんだか右足に違和感があった。膝がむずむずする感じと言えばいいだろうか。しかし、とくに痛みがあるわけでもなく、その日は深く考えずに寝てしまった。

当時、ぼくは『桃太郎電鉄』の開発チームに所属しており、取材と打ち合わせを兼ねて青森まで来ていた。『桃太郎電鉄』は日本全国を鉄道で巡るすごろくゲームである。だからというわけではないが、桃鉄チームは現地集合、現地解散が基本だ。自分の好きな路線を乗り継いで、約束の時間までに現地へ着けばよい。仕事が終われば、まっすぐ帰ってもいいし、周辺を旅行していってもいい。古本マニアのぼくは、仕事を終えた翌日は青森周辺の古本屋巡りをしようと、計画を練っておいた。

で、翌日。古本屋巡りへ出発する前に、仕事仲間と朝メシを一緒に食べることにした。青森だったら寿司にしよう。どこで食ってもうまいに違いない。適当に選んで入った寿司屋は、なぜか浅田真央（当時20歳）を猛プッシュしている店で、ぼくらが陣取った小上がりに真央ちゃんの写真が異様にたくさん飾られていた。

大好物のほっき貝に、トドの刺身、白子、マグロの塩辛なんかも頼んで、朝から日本酒もいっちゃう。旅の醍醐味だ。そこで食べた寿司は、真央ちゃんの笑顔とは関係なくうまかった。それでいて値段もお手頃。さすがは青森。魚類の底力が違う。たいへん満足して、ぼくらは真央寿司を出た。そこでみんなとは別れ、古本屋を目指すぼくだけ、駅とは反対方向に歩き出した。

1軒目「古河画報」は閉店していた。2軒目「林語堂」は青森の有名店である。すでに通販対応のみで店頭販売はしていなかったが、倉庫を見学させてもらい、そこでピックアップした本を数冊買った。３軒目「ブックターン久須志店」は閉店済み。とにかく古本屋という業種は絶滅危惧種で、うかうかしていると閉店してしまうのだ。

このあたりで、ぼくの足はどんどん悪化していた。実は、真央寿司の小上がりであぐらをかいているときから、右膝には痛みが出ていた。最初のうちは、旅先で歩き回って関節炎でも起こしたのだろうと思っていた。ところが、痛みはひどくなる一方だ。

４軒目の「ブックオフ青森石江店」に着いたときには、膝が限界に達していた。とても歩ける状態じゃない。本来なら、ここからまた駅まで歩いて戻るつもりだったが、もう無理だ。すぐにタクシーを停めて、駅に向かった。脂汗を流しながら新幹線の切符を買い、右膝の激痛に耐えながら新青森〜上野間の４時間を必死に耐えた。

これが、ぼくの痛風初体験である。そのときは、この痛みが何に由来するものかまったくわからなかった。翌日、地元の病院で血液検査をし、医師から「尿酸値、高いね〜」と言われて初めてアレが来たことを理解したのだった。

痛風の元凶はプリン体である。プリン体を多く含んでいるものの代表として、よく槍玉に挙げられるのがビールだ。東海林さだお・椎名誠の共著『ビールうぐうぐ対談』（文春文庫）で、お互いの老後について二人はこんなことを語っている。

東海林　仕事なくてもいいの？
椎名　まだ、老後まで考えない。
東海林　仕事ない場合、どうするの？
椎名　ビール飲めばいい。あ、ビール飲めなくなったらいやだって心配はある。将来、なんらかの問題で。
東海林　健康の問題とか。
椎名　世の中からビールがなくなるとか（笑）。

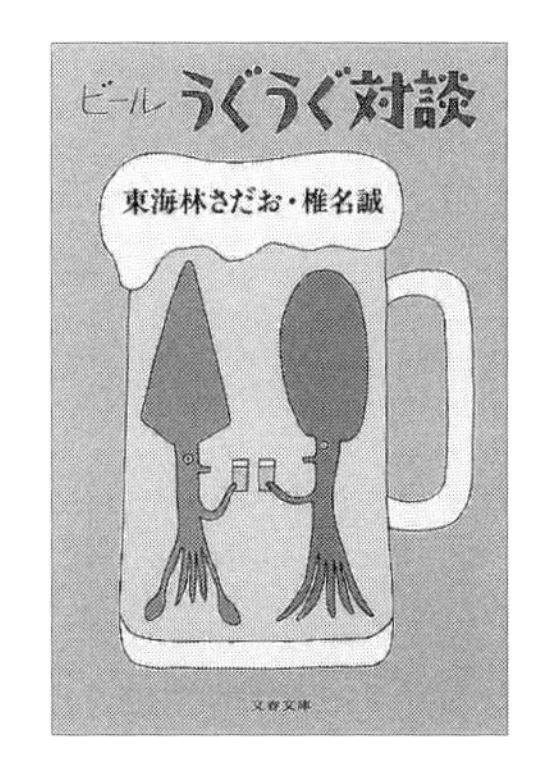

健康云々よりも、ビールが飲めない老後を心配する酒飲みの鏡。
『ビールうぐうぐ対談』（文春文庫）

当時の椎名さんが50代半ば、東海林さんは60を少し過ぎたところだろうか。世の中からビールがなくなりはしなかったが、痛風予備軍にはなった。頑丈そのもののような椎名さんでさえもだ。あれだけ飲んでりゃ痛風予備軍にもなるわいな、と言いたいところだが、あまりビールを飲まないぼくにも、痛風はやってきた。

痛風には魚卵がよくないともいう。鱈子、筋子、数の子、白子……。そういえば、ぼくが初めて痛風を発症した日は、まさしく鱈の白子に舌鼓を打っていたのだった。いま食べたものが即座に発作を引き起こすはずがないとわかっていても、何かの因果関係は感じてしまう。

妹尾河童『河童のスケッチブック』（文春文庫）

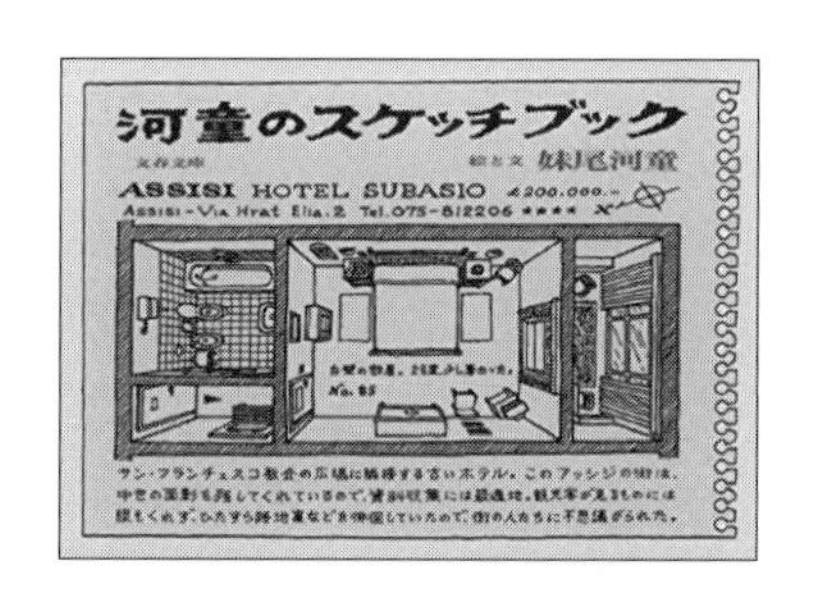

実は痛風ホルダーにとって干し椎茸も危険という……。
『河童のスケッチブック』（文春文庫）

に登場するピェンロー（白菜鍋）が大好きだ。冬になると月に一度くらいの頻度で作る。だが、ここにも痛風の敵が潜んでいる。だしを取るための干し椎茸である。椎茸のプリン体は、生椎茸の場合は１００ｇあたり２０mg程度しか含まれていないが、天日で乾燥させて干し椎茸になった途端に増え、３８０mgにもなるのだ。ウマイがコワイ。毎度ヒヤヒヤしながら食べている。

吉田戦車の出世作『伝染するんです。』（小学館文庫）には、「しいたけ」というキャラクターが登場する。こいつのエピソードで何度読んでも震えてしまうのが、炎天下で砂場に寝そべり干し椎茸になろうとするやつだ。

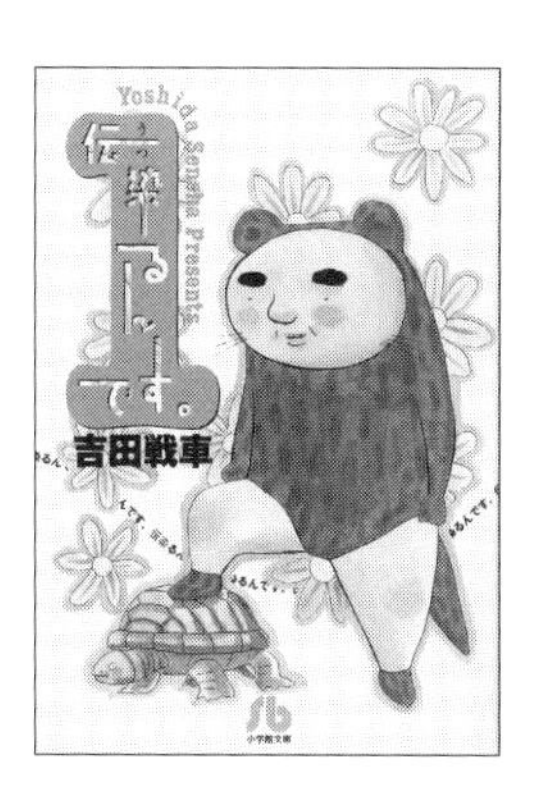

すべてのキャラがいい味出している『伝染（うつ）るんです。』。
「しいたけ」が生ビール好きというのも痛風オマージュか？

強い日差しに耐えながら「生の時にはなかったビタミンDが体内に生まれるのだ」と虚ろな目でつぶやくしいたけは、結局、生ビールの誘惑に負けてしまう。ビタミンDはもちろんプリン体も増加しないで済んわけだが、その一方で改めて生ビールという飲み物の恐ろしさを認識させられる。

痛風の本当の敵はわかっている。それはビールに限らずアルコールを摂取することだ。食物が含むプリン体の量よりも、アルコールの方が問題なのだ。そもそも、人間の体内細胞の核酸にはプリン体が含まれており、新陳代謝でそれを尿酸として排出する。ところが、アルコールを摂取すると、そのときに生じる乳酸が、この尿酸の排出を阻害する。よって痛風になるという仕組み。つまり、痛風になりたくなきゃ酒ヤメロってことなんだが、それができりゃ苦労はしない。そう簡単には痛風トレインから降りられないのだ。

痛風コレクション―― An useful items for the gout ――

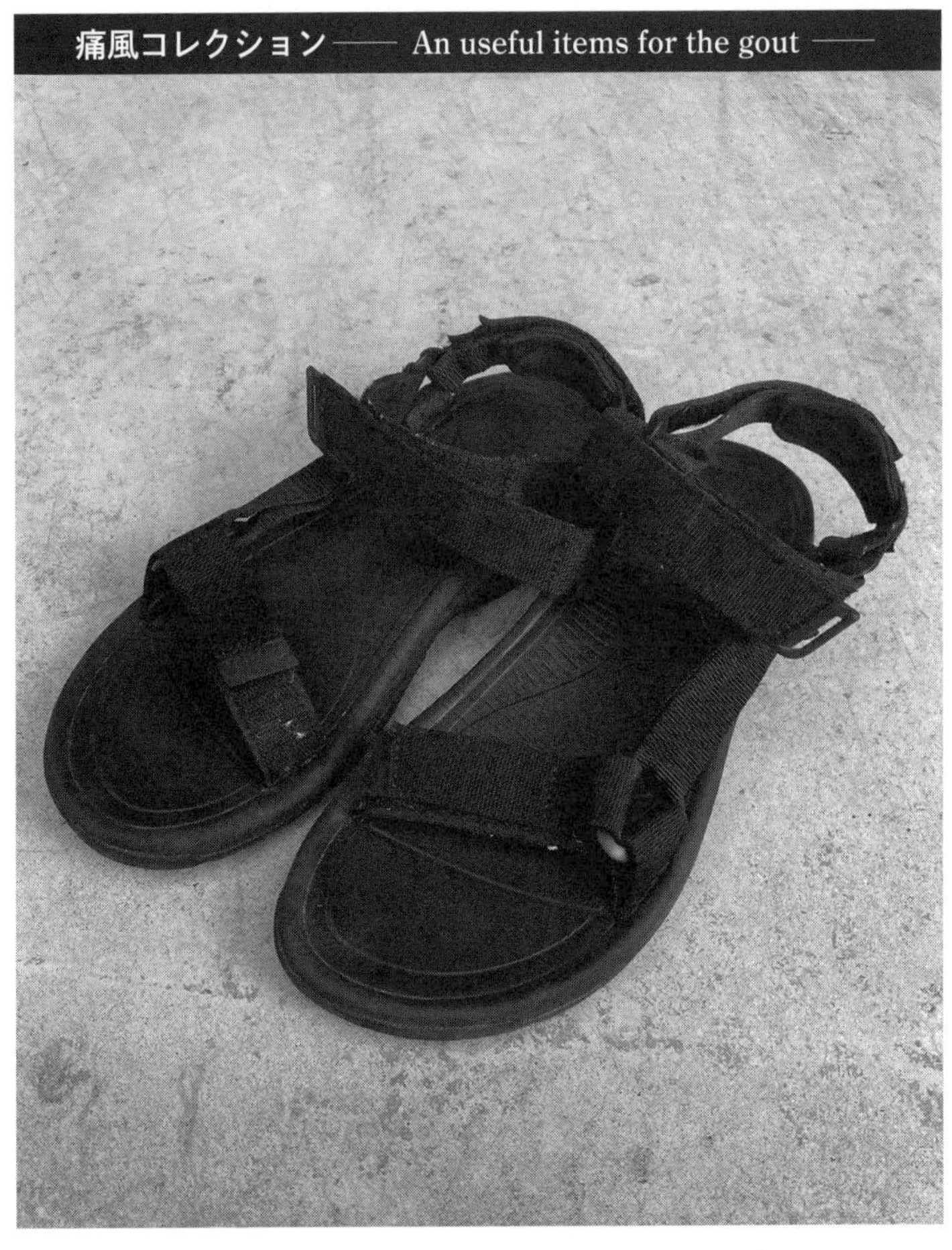

患部を締め付けないクロックスなどのサンダルは
痛風キャリアの必需品。最近の人気は Teva のサンダル。
自在にベルトで締め付けを調整できるので、
どの患者も一足は常備したい。

第4章　痛風は旅だ

インタビュー「尿酸値14・8がくれた淡い思い出」

樋口真嗣

ひぐち・しんじ／1965年、東京生まれ。映画監督。高校卒業後に映画の世界へ。旧友庵野秀明とタッグを組んだ「シン・ゴジラ」では特技監督を、近年公開予定の「シン・ウルトラマン」では総監督を務める。無類の駅弁好きとしても知られる。

実はですね、私は厳密にいうと痛風じゃないんです。尿酸値が高いのは間違いないけど、痛風＝発作が出たことだと定義するなら、私はそれにあてはまらない。今回お声をかけていただいたのは、とても珍しい症例ということで、なぜか参加させていただくことになりました。どうぞよろしくお願いします。

自分の尿酸値の高さにはじめて気づいたのは5年前です。

人生で初めての人間ドックに行ったんですが、終わった後の問診をしていたら、私のカルテを見た先生が興奮しているのがわかったんですね。

すると内線でどこかに電話をかけた。すぐに違う医師がやってきて、自分には見えないようにカルテを挟んで、ごにょごにょ言っているわけです。

二人はこちらを見て「これにサインをしてくれませんか」と言う。なにこれと思いますよね。そうすると「いや大丈夫」「いいことだらけなんで」と僕を説得しようとしている。明らかに怪しいじゃないですか。

最高の素材がやってきた

聞けば、あとから部屋に入ってきたのは日本で3本の指にはいる循環器科の先生で、「尿酸値を下げる」というテーマで論文を書いているんだとか。臨床データをとるために高尿酸値の患者を探しているということがわかりました。

一般的に尿酸値があがると痛風の発作が出て、薬を飲むので数値が下がってしまいます。だから高い数値をキープしている人って少ないらしいんです。

研究者たちは高い尿酸値の実験台を手に入れたい。高ければ高いほど、数値の変化がわかりやすいんでしょうね。

ちなみに、その時の私の尿酸値は14・8でした。一般的に7を上回ると痛風の危険があると言われているんですが、私は全く痛風の発作が出てない、本当に珍しいケースだったようです。

その先生は尿酸値が高い人を常に探していて、院内に「高尿酸値の不健康な人間を見つけたらご一報ください」と網をはっていたんだと思います。そこに私がひっかかった。とびきりの数値で、生活も不規則で、改善の気配もない。仮説を立証するには申し分ない。

最初は不安でしたよ。そもそも自分がそんな体質だったことも知らなかったし、なにより不便もありませんでしたから。でも、痛風の危険性をとうとうと説かれ続けると、だんだん不安になるわけで、定期的に検査もしてもらえるということで、まあいいかなと。それから新薬を飲むことにしました。

飲み始めて数週間で、なんと尿酸値は4まで下がりました。薬ってすごいですよね。

私という実験台で成果をあげた担当の先生はどうなったかというと、アメリカの大学に留学することが決まりました。私のデータで完成した論文が認められたのでしょう。

映画の世界は酒がつきもの

昔からお酒が好きでした。うちは酒を飲まない両親だったけど、私だけは好きでしたね。

学校を出て映画の世界に入ったけど、ここがまた酒飲みには最高の職場でした。

僕がいた東宝という会社は、当時は組合がとってもうるさいころで、おかげで労働環境はよかったと思います。

でも、組合が社員に残業をさせないとどうなるかというと、早く仕事が終わったチームから、「反省会」と称した飲み会が始まるだけで、工場みたいな詰所では、毎晩どこかで酒盛りをやってました。

オンラインでのインタビュー。酒がテーマだと舌も滑らか。

その頃の習慣が体に染み付いているから、今でもスタッフと飲むことは多いです。昨今はコロナで外で飲み歩けないから、打ち合わせがてら僕の事務所で飲むこともあります。酒を飲みながらするのは、やはり映画の話が多いのかな。最近流行っている映画の話をしますね。

最近の話題は、配信ものすごいよねってことばかり。つい最近も韓国の『スペース・スウィーパーズ』というSFがすごかったという話で盛り上がりました。

昔は「これってどうやって撮ってるんだろうね」とか、制作の視点に立った話題が多かった。でも、昨今の特撮は、結論からいえばCGにどれくらい時間と金がかけられるかによるわけで、どう撮ってるかなんてわからないし、わかっても仕方ない。結局は金と時間をかければできる話なので。虚しいものです。

しかし、最近の映像配信系サイトのサムネイルは本当に下手すぎる。あれって実はAIが決めているらしいんですけど、なんでこの写真を使うのというのを選ぶ。あのAIはクビにしたほうがいいです。

昔から日本映画というのは、どうやったら映画館に足を運んでいただけるか、ポスター作りに気合いを入れたわけです。ツタヤなどのレンタル店に置かれる時は、どうやって面出しされるかにかけていた。レンタルになる時はパッケージのビジュアルが変わる場合も多くあって、映画の時よりもわかりやすい見た目にして、視聴者のハードルを下げる努力もしてきました。映画からレンタルになるときに映画タイトルが変わることもよくありました。それくらい気を遣ってきたのに、なんだあの鑑賞意欲をそそらないサムネイルはってね。痛風と全然関係ないですけど。

映画の現場はストレス過多

制作期間は約2年、「シン・ウルトラマン」の撮影はようやく終わりました。今は編集作業の真っ最中。

映画の撮影というのは、前日に翌日のスケジュールが出ます。僕は現場にだいたい1時間前に入って、「どれからやろうか」って相談をしていると、だんだん人が集まってきます。監督の仕事は、まず決められたスケジュールを粛々と進めること。良い物をつくるのは当たり前なので。

昔はもうすこし「ここどうしようか」とか「ここうまくいくかな」ってそういう試行錯誤

があったけど、最近はそういうのはほとんどないですね。

実質、管理職的な役割に近いのかな。とにかくいっぱい素材を撮ることだけを考えて。現場ではプレッシャーをずっと感じています。一番怖いのは、撮りこぼすこと。屋外ロケで午後から天気がくずれるという予報の時は、とにかく焦ります。

映画のスタッフというのは、狩猟民族に近くて、とにかく撮りまくる傾向にある。たくさん撮って、撮りまくって、最終的に消化できなくてもまあ仕方ないかと思えるけど、素材が足りないと編集の段階でどうにもならなくなってしまう。

大事なのは、食べる（使う）かどうかわからないけど、どれだけ獲れる（撮れる）かどうか。不安を解消するためにとにかく撮るんです。

昔の監督はディレクターズチェアにすわって、パイプをくわえて鷹揚に構える、みたいなイメージがあったけど、僕は現場ではとにかく動き回ってます。なのに尿酸値が高いんです。

飲もうと思えばいつでも飲める

コロナ前は節目となる撮影が終わったら、打ち上げと称する飲み会にいきました。それが

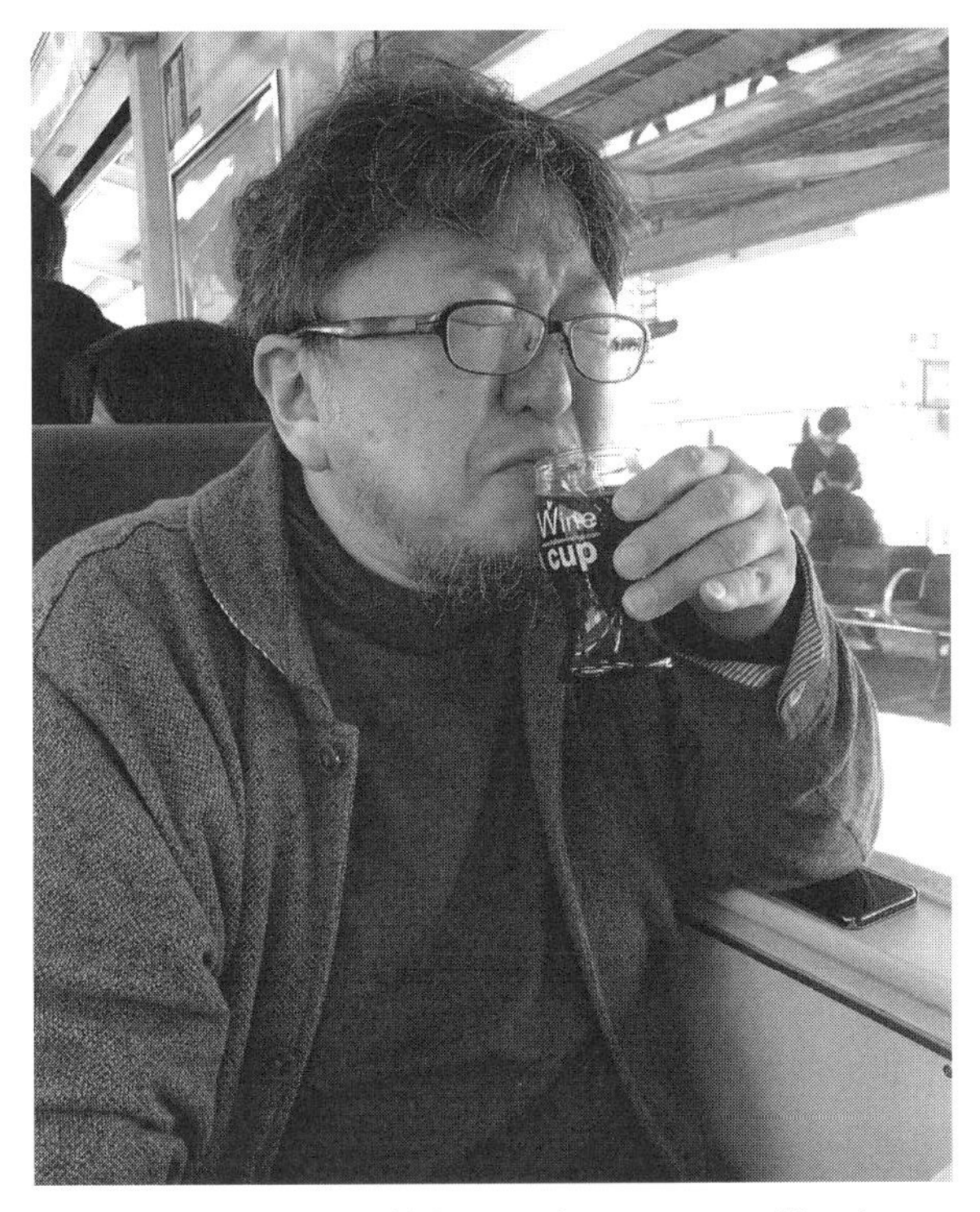

コロナ前は旅先で飲む酒も楽しみの１つだった。

楽しみだったといってもいい。

地方だったら、「どうやらいい店があるらしい」という情報がスタッフからまわってきて、「いいねいいね」なんて盛り上がる。そうすると朝から「今夜はあの店の営業時間内には終わらせよう」という雰囲気がただよう。

自分が好きなのは、その土地のおいしいものがある店ですね。当たり前か（笑）。お酒は最初はビール、そのあとは料理にあわせて、九州なら焼酎、東北は日本酒と、柔軟に対応します。

昔はウイスキーが苦手だったけど、いまはお酒自体がおいしくなったんでしょう。ハイボールも普通に飲めるようになった。自分が慣れたのではなく、昔の酒がまずかったんだと思うんです。

コロナ禍で、2年近く表立って酒が飲めない日が続きましたよね。そこで気がついたのは、もしかすると、自分はお酒が飲みたくてこの仕事してるんじゃないかって。

映画の現場って他のどんな仕事よりもお酒を飲むことに抵抗が少ない仕事だと思うんです。乱暴な言い方をすれば、飲もうと思えばいつでも飲める。朝からだって飲むことが許される。いや、飲まないけど。それが楽しいから、この仕事を辞めずここまできたんじゃないかって思います。最近は飲み会がなくて寂しいですよ。

僕以外みんな痛風持ち

そのせいなのか、この業界に痛風は多いですね。

「キャメラマンが痛風で来れません」という報告は何度も受けてますし、『隠し砦の三悪人』という作品を撮った時は、メインスタッフで自分以外はみんな痛風持ちでした。

押井守さんが２００１年公開の『アヴァロン』という映画をポーランドで撮影したときは、初日から現地で痛風の発作が出て車椅子に乗って撮影をしたんですって。その時の写真も見ました。

撮影のロケ車でも、先輩たちが痛風談義をしているのは日常茶飯事。痛風とぎっくり腰って、なんだか同情されるレベルが低いんですよね。ちょっと間抜けに聞こえるのでしょうか。

だから、若かった頃は、自分はああはなるまいって思っていたのを覚えています。まさか自分がそんな高尿酸値のポテンシャルの持ち主だとは思いもしませんでしたから。

数ヶ月後、主治医の先生が留学して、担当が女性の医師に変わりました。

3ヶ月に1度、定期検診があるんですが、その先生がクラスに一人はいた理系女子そのままの見た目と話し方でね。立派なデータソースである私に、すごくぞんざいなタメ語で話してくるんですよ。もちろん私の生活が問題だらけだからなんですが。

「君さ、ぜんぜん数値がよくなってないじゃない」

ちょっと冷たく突き放すような言い方は、「痛風ごときで、私の手をわずらわせないで」という態度にしか見えなくて、私の中の新たな扉が開きそうになってしまうのを感じました。

怒られたいのか褒められたいのか

それまでの担当医は、私という、一人ビッグデータを手に入れたので、手塩にかけて育てたいという思いがあったのではないかと思うんです。だから、きつくあたられることはなかった。私が逃げ出さないように腐心していたのかもしれません。

でも、その女医さんは、自分の研究とは関係ないわけですから、あまりにも自堕落な数値をみて「なにこれ」と怒るわけです。

人間は50年も生きると、誰かに怒られることはほとんどなくなるんですね。宴席なんかでは「よっ、監督っ！」なんてちやほやされることも多い。それが久しぶりに頭ごなしに全否定されるわけです。

最初は衝撃ですよ、もう。

でも少し時間が経つと、じわじわくると。そしてまた厳しい言葉で殴って欲しくなる。定期検診の3ヶ月が待ち遠しくてね。「もっと数値を悪くしたら怒られるかな」なんて思いながらも、やっぱり褒められたいから食事に気をつける。数値を見た先生は、「やればできるじゃない」って。怒られるのもいいけど、褒められるのもいいななんて思うわけです。

そして、何度か診察を受けるうち、「仕事は忙しいんですか？」ってきかれまして「実はこれこれこういう仕事をしてて」といったら。「あの映画もそうでしたよね」というわけです。なんんだ、俺のこと知ってたのかよって！　彼女は私の作品は全部見てるような結構な位の高いお客様だったんです。

そこで私ははたと気づくんですね。

私に対する「君」という呼称は、別に理系でもドSでもなくて、いわゆる「こっち側」の喋り方だったんだと。それを知ってますますキュンとするじゃないですか！

痛風がくれた出会いに感謝ですね。ときめきと健康をありがとう。

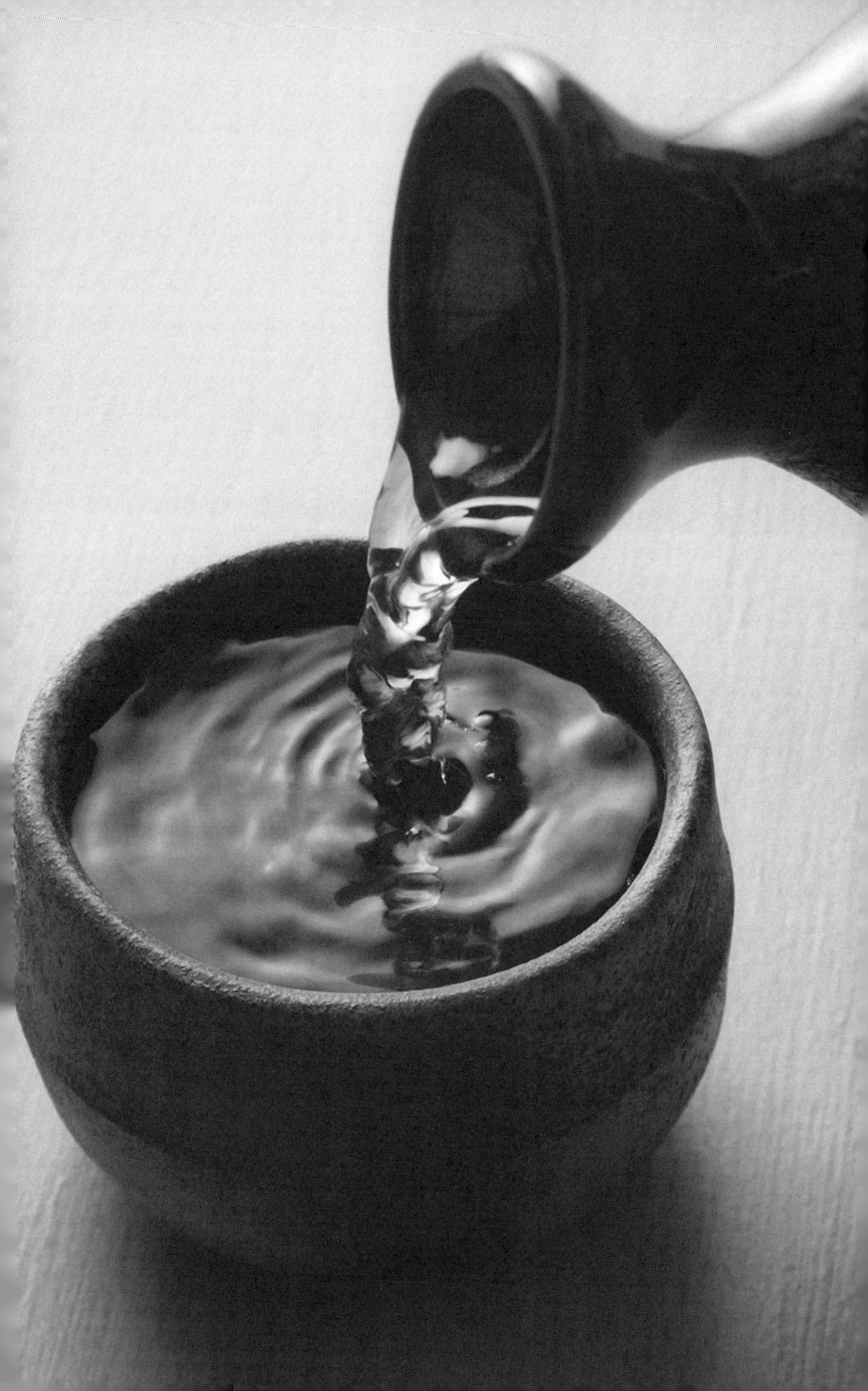

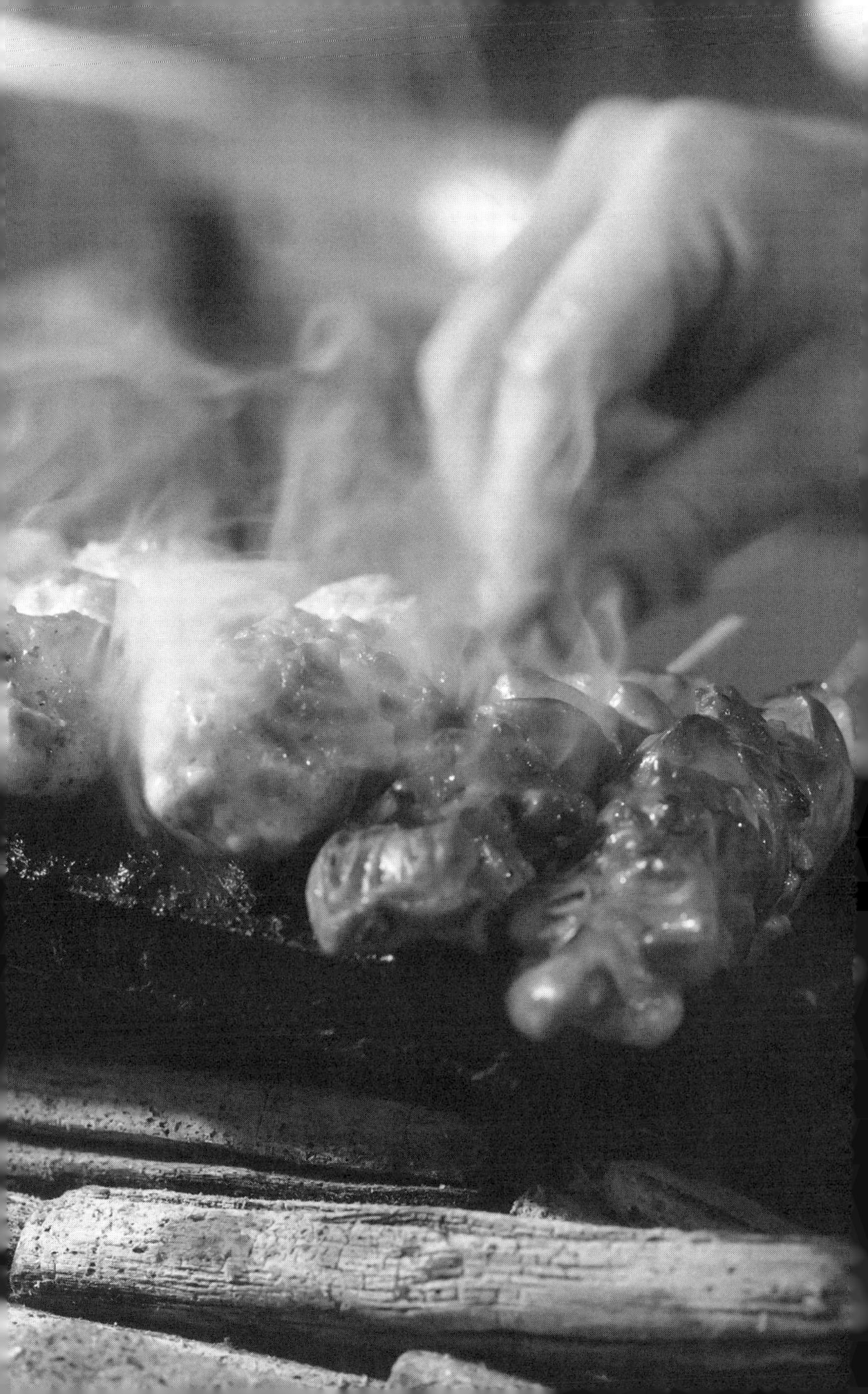

アスリートと痛風

キンマサタカ

キン・マサタカ／1977年生まれ。編集者。記念すべき初発作は30代前半、ゴールデン街のカウンターにて。その夜は這うようにして自宅へ帰った。これまで発作回数は数えきれず。好きな食べ物はもつ焼き。

この本を編集するにあたり、元トップアスリートに声をかけた。彼がYouTubeの番組内で「痛風である」とカミングアウトしていることを人伝に知り、インタビューをお願いできないかとオファーしたのだ。

マネジメント事務所からはすぐに返事があり、結果から言えばすげなく断られた。

「痛風を売りにするつもりはない」というのが理由だったが、私は納得のいく回答だと感じた。

元アスリートが痛風だと知って、いいイメージを抱くことはないだろう。むしろマイナスである。

痛風は贅沢病であり、暴飲暴食、だらしない生活の産物であると思われることが多い。生活習慣病である痛風は、アスリートの真逆にある存在と言ってもいい。

選手の輝かしい実績さえも否定してしまうのであれば、痛風キャリアであることを隠す気持ちもよくわかる。


かくいう私も大学時代はアメリカンフットボールに打ち込んでいた過去を持つ。身体も小さく大した選手ではなかったが、体育会の暴飲暴食文化はしっかりと体に刻まれた。ご飯は大盛り、酒は浴びるように。社会人になってからも、軽い運動と草アメフトは続けていたから、その生活を続けても大した問題はなかった。

最初に痛風を発症したのが32歳。40歳を目前に草アメフトを引退してからは、一気に体にしわ寄せが来た。

発作が出ると痛いから、どうにかしたいとその場では思う。だが、脳髄に刻まれた体育会タトゥーは鮮烈で、食事や酒の量を減らそうと思っても、食事や酒を目の前にすると我慢ができない。

ジムに通ったが、鍛える目的を途中で見失い、気がついたら行かなくなってしまった。パーソナルトレーニングもドSなトレーナーのハードメニューに嫌気がさしてそっとフェードアウトした。

最後の手段と、朝のジョギングを始めたところ、「痛風」の発作が常態化した。

たまには体を動かそうと、息子に混じってフットサルをやったら、炎天下の脱水症状がたたり、翌朝両足に発症した。この時の発作は本当に辛かった。前世の業ではないかと思うほどの強烈な痛みに、私はベッドの上で涙を流した。患部が痛くて寝返りができないから、上を向いたまま天井を見つめていたら涙が頬を伝った。

怪物の痛風

痛風で苦しむ元アスリートは多いが、まれに現役選手でも痛風を発症することがある。

かつて、レアル・マドリードに所属したブラジル代表ロナウド（クリロナとは別人。日韓ワールドカップでは前髪だけを残した大五郎カットで話題に）が痛風で練習を欠席したというニュースが流れた。10年以上前のことだが、トップアスリートが痛風で練習を休むという事実に驚いた。

サッカーといえば、ボールを扱う華麗なテクニックやスーパーゴールばかりに目がいくが、数メートル〜数十メートルの全力疾走を試合中に何度も繰り返す、短距離走の要素を多分に含む競技でもある。

スプリントはすなわち無酸素運動である。また、対人のぶつかりあい、格闘技的要素も多く含むため、筋力づくりを目的に筋トレに励みタンパク質を意識的に摂取する選手も多い。

つまり、痛風と相性がいい。

勝手な想像だが、サッカー界は痛風の宝庫だと睨んでいるので、これから先、優秀な痛風家を輩出するに違いない。現役選手の告白が待たれる。

ちなみに先述のロナウドは「怪物」の異名を持ち、ブラジル代表でも不動のエースに君臨し続けるほどの才能の持ち主だったが、現役時代から節制は苦手だったようで、引退後はぶくぶくと太ってしまったから、やはり生活の乱れと痛風は紙一重であるといえそうだ。

ちゃんこが生命線？

痛風とスポーツ選手の相性の良さはサッカーに限らない。

アスリート界の痛風銀座といえば、やはり相撲だろう。両国を歩けば痛風にぶつかるといったら怒られるかしら。

医学関連雑誌にこんな記述を見つけた。

「昭和39年から30年以上相撲診療所の医師として力士の健康管理をされていた林盈六先生の著作によれば、力士の疾患として多いのは高血圧、糖尿病、痛風などのいわゆる生活習慣病で、一般男性に比べ明らかに多い」（「モダンメディア」２０１９年7月号より）

相撲は体が大きい方が有利ということで、新弟子の頃から、体重を増やせと大量のエネルギー摂取を強制される。昭和51年の幕内力士の平均体重が１２９kgであったのに対し、現在は１６０kg台を推移。大型化ならぬ肥満化が進行しているが、その原因は食事だ。

朝稽古があるため朝ご飯を食べないので、１日2食だが、昼と夜だけではやはり足りず、夜食は当たり前。酒を飲んで〆のラーメンを梯子することもあるという。これでは痛風にならないわけがない。

いわゆるタニマチや後援会との会食も多く、彼らは力士の豪快な食べっぷりを見たいわけで、その期待に応え続けるのも楽ではないだろう。

圧倒的に乱れた食生活でも、ギリギリ健康を維持できるのは、ちゃんこ鍋のおかげ。鶏肉を中心に野菜などバランスよく入っているから、食べすぎなければ健康にいいのだ。

だが、いくら稽古が激しくても、摂取エネルギーを消費エネルギーが上回ることはない。必然的に相当量の脂肪が蓄積することになり、痛風の予備軍となっていく。

土俵生命の危機

72代横綱稀勢の里は、大関時代に巡業先で稽古中に足首に痛みがでて、痛風の疑いがあると報道された。

土俵以外でも世間の注目を浴びた琴光喜は、２００９年１月場所直前に、痛風による右足首の痛みで３日間入院した。

琴光喜は稽古がほとんど出来なかった影響で黒星が続き、10日目で朝青龍に敗れ、大関昇進後初めての負け越しが決定した。２００５年９月場所から続いていた、幕内連続勝越し記

録も20場所で止まった。

このように痛風は、アスリートに致命的なダメージを与える場合もある。琴光喜は天才的な相撲の才能の持ち主として知られたが、すべてを棒に振ってしまった。常人には計り知れないストレスから痛風を発症した可能性も否めない。

薄い髪の毛がトレードマークの元小結・琴稲妻は、若手時代に痛風を患った経験を持つ。聞くところによると、痛風治療の為に服用した薬の副作用により髪の毛が抜けたという。薬と薄毛の正確な因果関係は不明だが、相撲取りは髷が結えなくなったら引退というルールがあるので、これはまさに死活問題だった。

しかし、額が広がったことでお茶の間の人気を獲得したのだから、痛風の隠れたファインプレーともいえるだろう。琴稲妻は自分の頭を指差し「俺は最強だよ。だって負けない（髷ない）から」という名台詞を残した。

ちなみに、元大関・雅山は引退の2日後に痛風が出たという。それまで発症しなかったのは、やはりちゃんこ鍋のおかげに違いない。

立って歩くだけで褒められる

日本の国民的スポーツである野球も、痛風レジェンドを輩出し続けている。アマチュア球界を渡り歩き、ソウル五輪ではヘッドコーチを務めた川島勝司氏は痛風キャリアであった。

ソウル五輪では本大会中に発作が出て、歩くのが困難な状況になったが、痛みをおして打撃投手とシートノックをやり抜いたという。

一度でも痛風を経験したことがあるものならば、その偉業にひれ伏すばかり。桁違いの精神力である。

だが、痛風とはなんと不思議な病気か。球を投げて、打席に立っただけで、褒められるのだから、健康な人たちからは、ふざけた病気だと思われているかもしれない。

川島のエピソードが美談として語られたように、野球界には痛風の理解者あるいは経験者が多いのだろう。川島はその後、野球殿堂入りを果たしている。

立教大学からヤクルトスワローズにドラフト1位で入団した長嶋一茂は、20代前半から痛風に悩まされていたという。痛みがひどいときは、スパイクの親指部分を切り取って試合に

出たこともあるとか。

長嶋は日本人離れした体格と長打力のある魅力的な選手で、父親に似たマイペースな性格で誰からも愛された。だが、細やかな心を持ち、心身のバランスを崩したこともある。ストレスが痛風の引き金になったのだろうか。選手としては大成しなかったが、元来の凝り性な性格ゆえ、食生活を意識することで痛風も改善したという。

長嶋と同じヤクルトに在籍したトニー・バーネットは端正なマスクと豪快なストレートでファンを魅了した。クローザーとしても稀有な成績を残したが、かねてから尿酸値が高く、2010年シーズン中には、痛風を発症して出場選手登録を抹消された。シーズン終了後に、自由契約選手として公示されたが、2011年は先発投手不足もあって再契約。その後の活躍はヤクルトファンならご存知の通り。痛風を乗り越えた助っ人外国人は私たちに勇気を与えてくれた。

監督の不摂生

野球界のレジェンド広岡達朗も痛風キャリアであった。名将として知られる広岡の代名詞が〝管理野球〟。徹底した練習と戦術理解はもちろん、選手たちの食生活まで徹底的に管理した。1978年にヤクルトを初のリーグ優勝、日本一へと導いた広岡だが、晩節の西武の監督時代には痛風で休むことがあった。

遠征先のホテルでの朝食中、江夏豊の一言が広岡を激怒させた事件は広く知られている。選手たち以上に食生活に気を遣っていた広岡に対して、江夏は「健康的なものばかり食べているのに、なぜ痛風なんですか」と聞いたのだ。

周囲の空気は一気に凍り、広岡は江夏を一瞥すると無言で席を立ったという。

翌週、江夏は2軍に落とされた。暴飲暴食は当たり前で、自身も若い頃から痛風を患っていた江夏、それゆえの素朴な疑問が禍根を残した。

ちなみに、今回ヤクルトの選手を列挙したのは私が燕党ゆえ。名捕手・古田敦也氏も痛風らしいが、都心にスタジアムを持ち、スタイリッシュなイメージの強い我がヤ軍には、痛風に効く「トクホヤクルト200」を早く出して欲しいものだ。

風が吹いただけで、おかしい

江部拓弥
えべたくや／１９６９年、新潟県三条市生まれ。編集者。父は久義、母は恵子。飲む、打つ、食うの生活を続けて30余年。気がつけば池中玄太の体重に追い付き、立派なぽっちゃり体型を維持している。最初の一杯はビールと決めている。

「あんた、コロナに罹らんねえよ」

２０２０年の春のことです。１回目の緊急事態宣言の最中に、故郷の母親から電話があったんですね。

母に念を押されるまでもなく、コロナには罹りたくないものです。齢50。若くもないしね。心配するのもわかるけどさ、と思いつつ、僕は気のない言葉を返します。「罹りたくないもんだねぇ」なんて具合にね。

刹那、母が「あんた、新聞読んでねぇね」と、ぐぐっと切り込んできます。むむむ。もしかして、コロナ関連の新しいニュースがあったのかな。ちょいとばかし電話口でたじろぐ僕に、「アビガン、アビガン」。母が話題の単語を繰り返します。あぁ、その名前だったら知ってるよと、余裕綽綽で僕は「コロナの薬のことね」と答えます。

「アビガン、飲めない人いるんだってさ」と母。「飲めない人って?」と僕。

「妊婦さんは飲めない」

うんうん。お腹の子に影響あるんだね。

「でも、まだいるんだよ、だめな人」

へー。お年寄りとか?

「だめなのは、妊婦さんと」——母は、ここで少し間を取って、ふふふといった趣で、こう言ったんです。

「痛風さん」

なんと……。

そう、僕は「痛風さん」です。

2017年の夏にデビュー。以来、2019年の2月と12月、2020年12月と、リリース出来ずにこびりついた尿酸に襲われて喪神すること4度（2019年の12月は左足→右足の痛風リレーがあったので5度かも？）。そのたびに、2週間ほどの自宅待機を余儀なくされてきたんですよね（あれ、なんだかコロナと似てますね）。

妊婦さんと痛風さんかぁ。思えば、妊婦と並び称されることは、痛風にとっては初めてのことじゃない。出産時の痛みと痛風発作の痛み、どっちが激しい？　なんて比較をしたりしますもんね。残念ながら、出産経験のない僕にはわかりません。こんなことだったら、イギリスのアン女王にきちんと訊いておくべきでしたよね。人類における痛みの記録として残して欲しかったな。『女王陛下のお気に入り』を観る限りでは、痛風って言いそうな気もするなぁ。オリヴィア・コールマンの本当につらそうな演技に僕の足も疼きました。

さて、母との電話を切った後、僕はアビガンについて調べます。「日本痛風・尿酸核酸学会」のホームページには「アビガンは尿酸値を上げることが報告されています」としっかり書かれていましたね。これは、いかん。聞く限り、コロナは相当しんどそう。悲惨なニュースもさんざん耳にしてきました。命にも関わります。なんですけどね、痛風の苦しみを知っている身としては、どっちが恐ろしいのかよくわからなかったりもします。だって、あの悶絶の果てを思い出すと、総毛立つんです。こんなふうに書いているだけでも、左足の親指の付け根がなんとなくぞぞぞっとしてきたりして、もう怖い怖い。痛みという枠組みの中に収まらない苦痛を、どう表現したらいいのかな。痛風を経験したことのない人に伝えるのは難しいんですよね、あのとんでもない恐怖を。

それなのに、僕の母は「痛風」という言葉を口にするとき、ぷぷぷとか、ほほほとかいった風情になることが多々あります。たとえるなら、ダウンタウンの松っちゃんがおもしろいことを話そうとしながら、つい先走って、でへへへと笑っちゃう感じ。この日の母もそうでしたね。電話の最後には「コロナと痛風、一緒になったら、たいへんだろうねぇ」と、そら恐ろしいことを口走ったんですけど、言葉の端々にどことなくおかしみが漂っていて、暗い趣はゼロ。痛風にユーモアを感じている様子がありありです。

どうやら、それはうちの母親に限ったことじゃないんですよね。痛風発作中の僕が、足を

引きずったり、松葉杖をついたりして、えっちらこっちら仕事場に出向くと「どうした？」「大丈夫？」「骨折？」などなど、仕事仲間が心配そうな表情で気にかけてくれます。それがね、痛風とわかった瞬間、あら不思議。「あぁ」とか「あらあら」とか「またぁ？」とか言いながら、心配は安堵に変わります。さっきまで真剣な面持ちだったのに、笑顔になったりして、よかったよかったと大団円。いいことなんて、ひとつもないのにね。僕にとってはホラーな痛風が、どうも周囲にはコメディだと思われているみたい。おいおい、痛風をなんだと思ってるんだ、僕としてはそう言いたいところではあります。

でもね、僕はそんな痛風が嫌いじゃない。好き、とは言えないですよ。だって、本当につらいんだもん。それでも、周囲が落ち込んだり、不安になったりすることのない病気であることに、ちょっとだけ救われます。痛風だって放っておくとたいへんなことになりかねないですからね、安穏とはしてられないのは承知していているようなしていないような、どちらかと言えば後者な僕ですけど、こいつと知り合ったからには上手に付き合っていくしかないことはまあまあ了解しているつもり。

たまにやって来ては下半身を執拗に攻めるでしょ。ひとときも離れようとしないでしょ。一緒にいる間、僕は喘いだり、気を失いそうになったり、もうたいへんな夜を過ごすのに（昼もね）、気がつくと気配すらなくなっているでしょ。いつ来るのかも教えてくれないもんね。とにかく、身勝手。僕も飲んだり食べたりに余念がないもんだから、こっちから誘っていると言っても過言じゃないんですけどね。

2021年の春のことです。3度目の緊急事態宣言が発出される直前に、故郷の母親から電話があったんですね。

「あんた、コロナに罹ってねぇかね？」

この1年、母からの電話はコロナの話題ばかり。僕も手馴れたもので「たぶん」とゆるい返事。そんなとき、電話口のずっと奥の方から野太い声が聞こえてきます。父ですね。母は、はいはい、なんて言いながら、嬉しそうに、父からの伝言を喋ります。

「コロナはいいから、痛風だって、痛風。最近、どうなの、痛風の方は。痛風、痛風」

痛風を連呼する母は、やっぱりどこか楽しそう。ふと思いついたように、こんなことも訊いてきます。

「コロナのワクチンは出来たけど、痛風の特効薬ってどうなってるの？」

ないんだよね、それが。

「昔からある病気なのに不思議ねぇ」

生死に関わらないから、誰も必死に開発しないのもかね。

「つくった人がいたらノーベル賞じゃない？」

アカデミー賞もグラミー賞もサイ・ヤング賞もあげたいね。

何を言っているのかわからないよこの子は、といった様子の母との電話を終えて、僕は両足を眺めます。さっきから右足がうずうずして、なんとも嫌な気配。またやって来ちゃったかな、あいつが。


追記。

原稿を書き上げた夜、僕は右足に激痛を感じて目を覚ましました。うぅ、春なのに痛風ですか。涙がこぼれます。

痛風関係者座談会「やさしくてだらしない？　痛風持ちは魅力的な人ばかり」

キャリア15年のエキスパートから、発症寸前の有望株まで。痛風の周りでうごめくユニークな仲間たちのざっくばらんな座談会。

K　50代男性。建築関係の仕事に従事。1年前に発症。ライフワークはもつ焼きやめぐり。

T　40代男性。痛風歴15年の大ベテランゆえ発言に重みあり。仕事は金融関係。

S　30代男性。酒メーカー勤務で同僚にも痛風キャリア多数。とにかくビールが好き。

N　30代女性。仕事は音楽関係。尿酸値は高いがまだ発症せず。痛風界の第7世代。

N　いま、足が痛い人！

T　私です。でも、最近は未然にふせげるようになったから、症状は軽い。

K　ロキソニン？　コルヒチンですか？

T　いえ、痛くなりそうな時は、前の日に足がむずむずするので、そしたら大量に水分を摂取する。それだけでだいぶかわる。

N　みんな薬はのんでますか？

K　のんでます。

S　わたしはのんでない。

T　まだ若いからだよ。

K　僕は最年長だけど、痛風歴ジャスト1年。去年の今日に発症したので本日が痛風記念日。

N　原因はなんでしょう。

K　もつ焼きが好きで、それ以上にビールが好きなのでそれでしょうね。自宅近くにうまい店があって、毎日のように通ってるんですが、1年前もそこで飲み食いして、帰宅したら、夜10時にあれよあれよと、足が腫れてきました。

S　典型的な発症の理由ですね。

K　この年齢になると、友達はみんな痛風をやってるから脅かされてはいたんです。「痛えぞ」って。

T　40歳を過ぎると友達とするのは健康の話ばかり。中性脂肪にコレステロール、そしてガンマに尿酸値。私も何種類も薬をのんでいますね。

ついにきたかと観念した

N　最初にこれは痛風だってわかるもんなんですか。

K　うん。わかりましたね。

S　それは相当勘がいいですよ。

T　私は最初の発作の時に接骨院に行ったな。これって痛風あるあるですよね。

S　たまにヤブ医者が捻挫と勘違いすることもあると聞きます。

N　痛風って冷やしたらいいんでしょうか。あるいは温めた方がいいの？

K　調べたんですが、触るな、冷やせって書いてありましたね。

T　このあたりはこのあとのＱ＆Ａに詳しく書いてあるとか。

K　たらいに保冷剤をいてれ、冷やしました。なかなか腫れがひかなくて辛かった。ひと月くらいやってました。

（腫れた患部の写真を見せて）

N　きゃー！

S　これはひどい。

T　初回の腫れ方じゃないね。これはひどい。もしかして、それまでなんども発作が出てたんじゃないですか？

S　たしかに気づかなかっただけかもしれない。

K　そういえば、ピリピリってのがあったのかもね。尿酸値はずっと7～8はあったから。

清楚だけど痛風

N　みなさんの尿酸値は？

S　直近で8・3。入社前からずっと高くて、怒られましたね。

T　7・3くらいです。

N　私は7台です。女性にしてはなかなか高いですよね。

S　女性の痛風ってあまりいませんよね。

T　いますよ、それもすごく可愛い子。

N　私の知り合いにもいます。夜の仕事をしている子で、ヒールを履くのが大変そうでした。

K　そもそも女性と尿酸値の話をしない。

N　知り合いの子は飲むお酒の量が尋常じゃなくて。見た目は本当に清楚な子なんですけど。

T　清楚だけど痛風ってなんかのキャッチコピーみたい。

S　結局遺伝とかの要素も大きいですよね。内臓の分解能力も個人差がありますし。

N　私はまだ症状が出てませんけど、もともと内臓が悪いから不安です。お酒も好きで毎日飲んでいるから。

T　体うんぬんよりも、まずはそこを改善しないと。

N　お医者さんにはいつも怒られます。

K　お酒強そうですね。

N　この前、居酒屋でサワーと一緒に焼酎ストレートを頼んで、サワーと混ぜて飲んでたら、一緒にいた人に驚かれました。お店のお酒って薄いじゃないですか。酒飲みあるあるですよね。

T　ないない。

酒を飲み続けてしまう

S　みなさんどんなお酒が好きなんですか？　私は最初から最後までビールです。

K　ビールですね。

T　ビールかなあ。

N　私も一杯目はビール。

S　二杯目は？　和食だったら次は日本酒。メキシコ料理だったらテキーラソーダとか。

T　僕も二杯目からはお酒を変えます。焼酎とか、バーだったらジンを飲むことも多い。

N　バーでジンなんておしゃれですね。そういう店に痛風の人はいなさそう。

T　確かに、足を引きずってる人はいないね。

N　料理に応じて酒を選ぶのが楽しい。だからたくさん飲んじゃうのかな。

K　酒が主役なんじゃないかって思う。

T　酒を飲むために、料理を食べているといってもいい。

S　好きな取り合わせってありますか？

N　私は鮎の塩焼きと日本酒の組み合わせ

が最高です。

K　最高だよそれは。

N　田舎出身なので、昔は近所の川で手掴みできたんですよ。

T　やっぱり魚は日本酒だよね。

S　最近仕事でワインを飲むようになって、自宅でも飲む機会が増えたんですね。そうすると酒に合わせてつまみも変わります。だからイタリアンで飲むことも多くなりました。

アイスピックで刺した痛み

N　痛風はもちろんだけど、みなさんの体が心配。休肝日あるんですか？

S　私は設けるようにしています。飲食店に足を運んでお酒を飲むのが仕事で、身体を壊しては元も子もないので。

N　結構飲むんじゃないですか？

S　お客さんとハシゴすることも多かった。会社にはたくさん痛風がいます。

K　勲章みたいなものだ。

S　そこまでではないですけど、足が痛いって言ったら外回りに行かなくてよかったりします。

T　痛風に理解がある職場って最高だな。

K　僕はそんなに酒が強くないけど、みなさんはたくさん飲みそうですね。

N　ビール、焼酎、レモンサワー、チューハイ……延々と飲みますね。記憶がなくなっているし、翌日あざだらけだったりします。

T 私も延々と飲みます。酔っ払ってくると酒を選ぶのが面倒になるので、周囲の人のオーダーに乗っかってなんでも飲みます。

S 外でお酒を飲む時は飲み放題を探しちゃいますね。

N やはりみなさんお酒を飲みますね。自分も不安になってきました。足を引きずりながらスタジオ行くのは恥ずかしい。痛風になったらどうしよう。

K 足がパンパンになったら動けないですよ。現場で死にそうになりました。

N そんなに痛いんですね。

K 例えるならアイスピックで刺された感じが近い。

T 足の甲の骨が折れて、歩くたびに皮膚に刺さるイメージですね。

S 私は寝ている間に発症したから、寝ぼけて壁に打ち付けて骨が折れたとおもった。

T 血流が痛いんだよね。ドクンドクンって、まるで心臓がもう一つできたみたい。

膝に出たら車椅子

N 痛みが出るのはやはり足の指なんですか？

K 足指が多いみたいですよ。

S　足首もあります。

K　多いですね。捻挫と間違えるんですよね。

S　私は手指に出たという人に会ったことがあります。

T　僕は両膝に出ました。出張中に朝起きたら発作が両膝に出て動けなくなった。フロントに電話して車椅子を持ってきてもらいました。

N　大変じゃないですか。

T　札幌だったからビールがうまくて前夜も飲みすぎて。

K　発作が出たあと、どうしたの？

T　本当は大事なお客さんを回る予定だったんですが、すべて予定変更して、お客さんにきてもらいました。

S　大事なお客さんなのに（笑）。

T　応接室で面談させていただきました。

N　車椅子で現れて相手はビビってませんでした？

K　大きな怪我だったら心配するけど、痛風だからね。

T　「え、痛風？」って聞き返された後に黙ってしまった。「お前が悪い」って顔に書いてあった。

予兆を感じたら回避作戦

K　痛そうにしてると周囲の人は心配してくれるけどね。

T　痛風って言ったときの、あのころっと

した態度の変わり方は印象的。

S　わかります。

N　生活が不規則であまり体を動かさないから男性ミュージシャンにも痛風って多くて、みなさんしかめっ面をしているからどうしたのかと心配してたら痛風だったことがあります。

T　でも、薬を飲んだら痛みは引くから。薬を飲んで、飲みにいく。

S　あと、前触れがありますよね。

T　そんなときは水をたくさん飲む。それに限ります。

N　そんな能力が身につくんですね。

T　15年も付き合ってますから。

K　私はまだ1年目だからよくわかってな

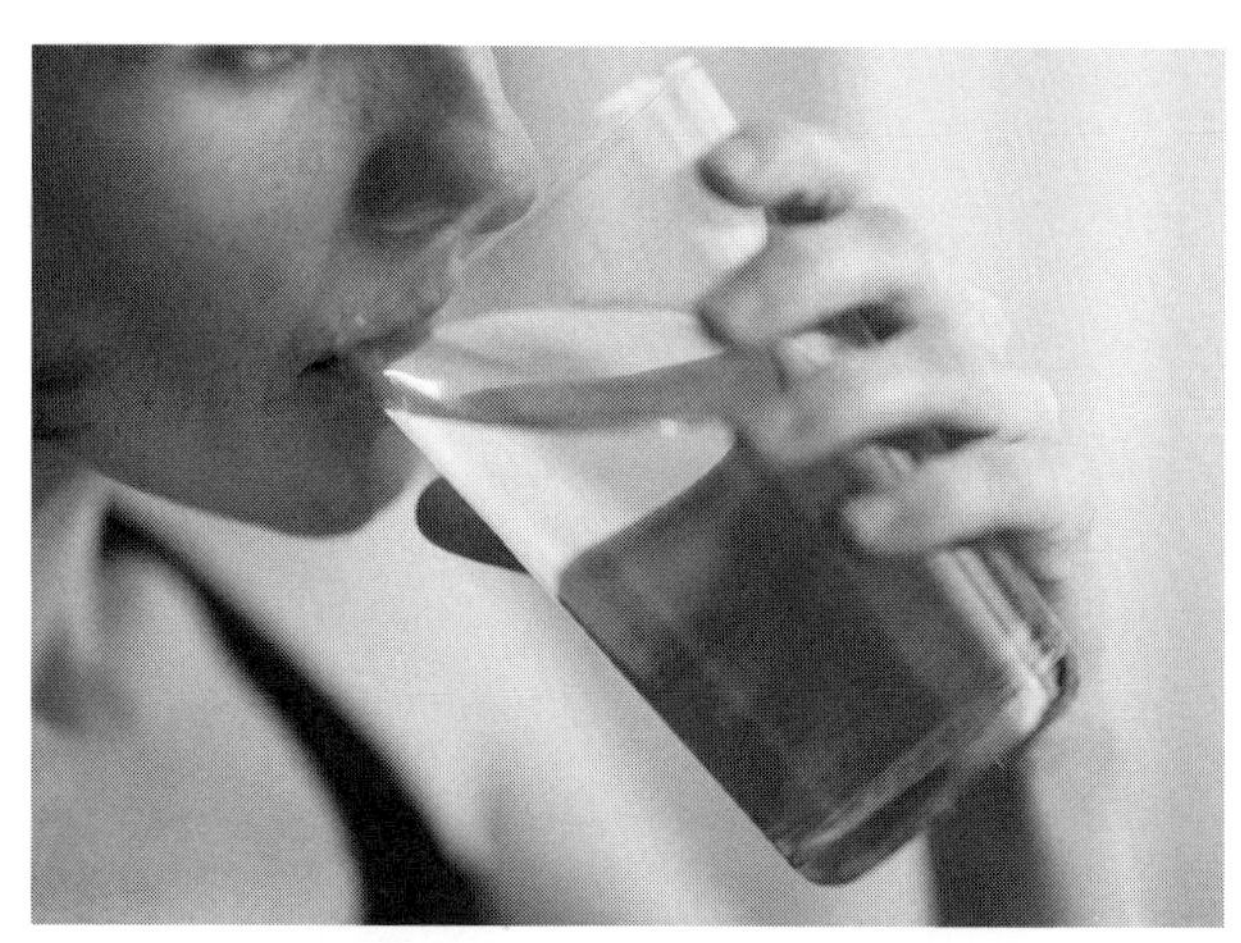

予兆を感じたら水を飲んで回避！

い。

T　これがやばいって教えてあげたいな。とにかく水を飲むと良いです。あとは薬を服用すること。おかげでここ数年発作は出てない。

S　ちょっと寂しいんじゃないですか？

T　そんなことない（笑）。嫌な予感がしたらすぐに回避作戦をとる。私の場合は水を3リットル飲むと本格的な発作にはならない。

K　そういえば、病院でも水を飲んで歩けって言われたな。

N　水に岩塩を溶かして飲むといいってききました。

T　血圧が上がっちゃうよ。

K　酒好きは痛風だけじゃなくて、高血圧も持ってるんだから。

もはや健康なものなどいない

N　みなさんの体が心配です。

K　3ヶ月1回は検査していますけど、痛風以外はギリギリ大丈夫かな。自営業だから体を壊したら終わりなんでね。

N　それは気を遣いますね。

K　痛風になる前から健康のために毎朝スムージ作って飲んでます。

S　痛風には効果がなかったんですね。

K　他の数値は悪くないんで、尿酸値を犠牲にしているということで。

N　それだけやっても痛風になってる。泣けます。

T　僕は腎臓に石があります。あと、長く付き合っているのは痔ですね。

S　痛そう。

T　僕のは痛くなはいんです。だから付き合える。

K　でも酒が痔に悪いんだよね。

T　患部が冷えてよくないみたいですね。

S　僕は尿酸値以外も高かったけど、最近は劇的に改善しましたね。コロナ禍で飲み会が減ったからだと思います。

K　酒が悪いんだ、酒が。

S　飲み方の問題ですよ、酒は悪くありません。

痛風患者に朗報

N　みなさん、痛みが出て初めて気づくんですね。

K　痛風になって初めて健康のありがたさに気がつきますね。

T　発症したら痛み止めが命綱です。あれがないと生きていけない。

N　私の知り合いは発作が出たら痛み止めを飲んでお風呂に入ると言ってました。患部は浴槽から出して入浴すると、血流がめぐってあっという間に痛みが消えるって。そういう民間療法はみなさんありますか？

K　ネットでみたけど、たまねぎをスライスして、水にさらさないで、そのまま食べるといいとか。

N　胃が痛くなりそう。

T　やっぱり水をたくさん飲むのが一番だと思います。

S　プリン体を減らす痛風キャリア向けのノンアルビールを出しているメーカーもあります。

K　それは欲しい！

S　社内でモニターを募集したらたくさん集まったとか。

N　痛風の人には売れそうですね。大ヒット商品！

S　日本人が一番気にしているのが血圧なんで、マーケットはそこまで大きくないようです。

T　痛風はニッチなマーケットってことか。私たちは酒メーカーにもそっぽを向かれている。

S　でも、一度買ったら継続して買うという結果もあるみたいですね。現在はサッポロさんの一商品だけですが、これから市場が活性化する可能性もあります。

N　バリエーションが増えたら痛風の人も嬉しいですね。

S　パイは小さいかもしれないけど、安定した商品になる可能性もありますね。うちを含めた他のメーカーは動きを注視しているところです。

今年も夏がくる

N　痛風って怖い。
T　飲みニケーションの結果だからね。酒の場は出会いの場でもあるでしょう。
S　そうそう。飲み屋にも詳しくなりますよね。
K　でも食べられないものが増えていくのは悲しい。
N　これを食べたら大変とかあります？
K　もつ焼きじゃないかな。でも、好きだから食べちゃうの。
T　気にしたことないなあ。
K　調べたほうがいいですよ。カツオとかレバーとか怖くて食べられない。
T　カツオってだめなの？
S　プリン体含有量とか調べませんでした？
T　調べなかった。
K　気にした方がいいですよ。鰹節、どんこ、ブロッコリ、納豆、鯵の開きとか。
N　おいしそうなものばかり。
T　食材はわかってなかったけど、発作が出るのはいつも夏。暑くなってくると「水を飲まなくちゃ」って思うけど、すっかり忘れて、やっぱり発作が出る。
N　足が痛くなったら夏の気配、ってなんだかかっこいい。
K　ＴＵＢＥより先に夏を感じる。

S　食事もそうですけど、ストレスも大きいみたいですね。

N　私も最近仕事で嫌なことが続いて、ストレス過多なので心配です。

K　あなたみたいな若い女性もかかるってことを公言して、スタイリッシュなイメージに変えてくださいよ。

N　無理だと思います。

魅力的な人間ばかり

N　でも、痛風の人って、みんなやさしいですよね。お酒が好きな人が多いし、とても親しみを感じています。

T　たしかにだらしない。

S　神経質で痛風な人に会ったことないです。

K　自分でいうのもあれだけど、愛すべきキャラの人がなる気がする。他人にやさしいけど、それ以上に酒にやさしい。

N　「やさしくてだらしない」ってなんかいいですね。

T　歌のタイトルみたい。

K　そういう曲を作ってくださいよ。

N　嫌だなー。

T　きっとお酒や場の雰囲気に飲まれてしまう人がなるんじゃないかな。

K　ということは、あなたみたいな素敵な女性が私は痛風ですなんて酒場で言うと、口説かれる可能性もある。

N　それはもっと嫌ですね。

S　自分は酒を飲むと際限無くなって、もう一軒行こうぜって仲間を引きずって、最後はラーメンですね。

N　素敵です。みなさんと共通点が多すぎて、いつ発症してもおかしくない気がしてきました。

K　待ってますよ。

やめない勇気

N　みなさんうまく痛風と付き合ってる。

K　酒はやめられないから。

T　上手に付き合うしかないんです。痛いのは嫌だから。

K　痛風で簡単に死んだりはしないしね。痛風人生はまだまだ続く。

N　でも健康には気をつけてください。

K　モンスターを飼っているようなものですから。どうせなら仲良く暮らさないと。

S　まずは痛みを共有してくれる人を見つけてください。酒メーカーはいい環境です。

T　銀行はだめだね。まず革靴が入らない。

K　痛風の人は、すぐに休めてサンダルをはける仕事につくといいと思います。

S　マジックテープ式の革靴もどんどん進化してますよ。

T　とりあえず、薬と水を飲んでれば大丈夫。

K　その前に生活習慣を改善しないとだね。

N　わかりました。お酒も飲むけど、それ

以上に水を飲んで健康に気をつけたいと思います。今日はありがとうございました。

目指せ脱痛風ライフ。プリン体含有量が多いヤバい食品ランキングと、Q&Aはこのあとに！

※個人の見解が多く含まれています。痛風の発作が出たり、あるいは尿酸値が高い場合は、医師の適切な指導を受けてください。

知っておこうプリン体の多い食べ物たち

痛風の原因となる尿酸は、プリン体が肝臓で分解されてできる老廃物。
つまり、プリン体の多い食べ物は〝痛風危険物〟でもあるのだ！

プリン体含有量（100gあたり）

極めて多い（300mg～）	鶏レバー・真いわし干物・あん肝酒蒸し・いさき白子
多い（200～300mg）	豚レバー・牛レバー・カツオ・真いわし・大正エビ・真アジ干物・さんま干物
少ない（50mg～100mg）	豚ロース・豚バラ肉・牛タン・ラム肉・うなぎ・ベーコン・ほうれん草・カリフラワー・アーモンドなど
極めて少ない（50mg）	玄米・白米・パン・そば・豆腐・牛乳・卵・チーズ・魚肉ソーセージ・キャベツ・トマト・にんじん・もやし・オクラ・海藻類・果物類など

食材別のプリン体

公益財団法人日本医療機能評価機構　高尿酸血症・痛風の治療ガイドライン、
公益財団法人痛風財団　食品・飲料中のプリン体含有量より

食材	多い	少ない
鶏肉	レバー	皮・もも・手羽先
豚肉	レバー・腎臓	バラ・ロース
牛肉	レバー・ハツ	ロース・ギアラ
野菜	ブロッコリ（スプラウト）・ほうれん草（くき）	ズッキーニ・ゴーヤ
豆類	乾燥大豆・納豆	アーモンド・そら豆
きのこ	どんこ・ひらたけ	なめこ・エリンギ
調味料	だしの素・オイスターソース	みりん・酢・塩
魚	カツオ・イワシ・虹鱒	ワカサギ・うなぎ・はたはた
その他魚介	えび・スルメイカ・カキ	タラバガニ・ハマグリ
酒の肴	白子・あん肝酒蒸し	柿の種・アーモンド

痛風Q＆A

私たちはなぜ痛風になるのか。痛風持ちもそうでない人も、気になって仕方がない痛風の疑問を、Q＆A形式で一挙公開！

◆質問「どこの部位でも発症するのですか？」

どこでも発症する可能性があります。足指に発症する可能性が多く、痛みが起きるのは一度に一ヵ所だけで、複数起きることはあまりありません。

◆質問「女性に少ないのはなぜでしょう？」

95％は男性で、女性は痛風になりにくいと言われていますが、女性ホルモンには尿酸を排泄する働きがあることから、男性が多いと考えられます。

◆質問「尿酸値が高いのに発症しない人がいるのはなぜですか？」

人それぞれなのでなんともいえません。ケースバイケースです。

◆質問「尿酸値が高いのを放っておくと最悪どうなりますか？」

痛風腎といって腎臓に結石ができ、それがもとで腎機能の低下から最終的には腎不全、透析になるケースがあります。局所の痛風発作だけであれば命に関わることはありませんが、透析は導入後の余命が約10年と寿命に関わるため、命に関わると言えるかもしれません。

◆質問「痛がっている人を見かけたらどうしたらいいでしょうか？」

そっとしてあげましょう。風が吹いても痛いんです！

◆質問「痛風の痛さを数字で表してください」

あるクリニックの実験データによると、手の甲を洗濯バサミでつまんだときの痛みに対して、痛風の発作は最大でその三倍以上に値するとか。これはペインクリニックにおいて通常「耐え難い痛み」と表現されるレベルだそうです（注1）。医療従事者間では人間が感じる痛みの中でTOP3に入ると言われており、痛みに気絶する方もいるほどです！

注1　https://higasiguti.jp/page/pdf/oyama100107.pdf

◆質問「発作が出たらどうしたらいいのですか？」

炎症が起きているので、熱を取る目的で冷やすと良いでしょう。温めると局所の炎症が活性化するので良くありません。

◆質問「痛風で救急車を呼んだら怒られますか？」

発作の程度にもよりますが、初回発作は痛みに驚くことも含め歩けなくなることもしばしばありますので、もし痛みで動けないようなら呼んでも大丈夫です。発作に慣れたらタクシーなどでお越しください。

◆質問「痛風は遺伝しますか?」

現状では「遺伝します!」とは言い切れませんが、近年の研究では血中の尿酸値と代謝の遺伝的なつながりが次第に解明されており、将来的には遺伝性が解明される時代が来ると考えられます。

◆質問「痛風の薬を飲み始めると何かできなくなることはありますか?」

特にありませんが、薬の効き目を超えて飲酒される方がいますので(笑)、医師の指示は守るようにしてください!

◆質問「患部が移動するのはなぜですか?」

血中に尿酸が溶けており全身を巡っているからです。血液中の尿酸の濃度が高ければ、色々なところに結晶を作る可能性があります。

◆質問「ジョギングはいいけどマラソンはダメ?」

血中尿酸値の急激な変化で痛風発作が起こるといわれているので、無酸素運動は避けてください。有酸素運動は推奨されていますが、長時間の汗をかくような運動の場合はこまめかつ十分な水分補給が必要です。

◆質問「痛風キャリアが発作を予防する最良の方法を教えてください」

水を飲む。薬を飲む。プリン体を減らす。酒を減らす。昔読んだ管理栄養士さんのブログには、食べていけないもの→肉、魚、卵。食べて良いもの→もずく、水と書いてありましたが、あまりに寂しいので、適度な運動と食事の管理、それをしっかり続けるといいでしょう。

◆質問「岩塩を溶かした水を飲むといいと聞きましたが本当ですか？」

点滴（生理食塩水）だと考えれば、血液中の尿酸を薄める目的として理にかなっていますが、岩塩である必要はないと思います。

監修：黒ひげ先生

おわりに

彼らは、それこそ風のようにやってきて、静かに去っていく。

2020年、占いの世界では、220年前に始まった「土の時代」が終わり、「風の時代」に突入したことが話題になった。

土の時代は産業革命が起こるなど、目に見えるものが大事とされた。
風の時代は、形のないものが価値を持つとされ、創造力、想像力、思考力が重要視される。

風の時代とは、すなわち痛風の時代であると、私は声を大にして言いたい。
痛風は、人の痛みを知ること、他人を慮ること、目に見えないことの大切さを教えてくれる。

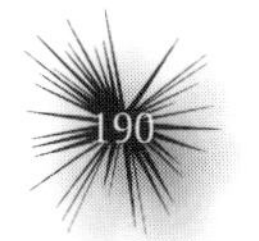

ある調査によると、コロナ禍で痛風患者が3割増えたらしい。

まさに痛風の時代である。

患者増加の原因は、自宅で飲酒の習慣が増えたこと、そしてストレスなどが挙げられる。

本文でも触れているが、放置していると、重篤な疾患に結びつく危険がある。

この本を読んで、すこしでも身に覚えがある方は、今すぐ病院に行ってほしい。

痛風は立派な病である。だが、継続的な投薬治療と生活習慣を改善することで尿酸値はコントロールできる。

しっかりと向き合って正しく怖がってもらいたい。

ターミネーターは「痛みは取り除ける、意識から切り離せばいい」と言ったが、私たちダメ人間はこれからも痛風と生きていく。

こんな閉塞した時代に、痛風と上手に付き合っている大人がたくさんいることを知ってい

ただけたら、それに勝る幸せはない。

最後に本書の企画を力強くすすめてくださった本の雑誌社の杉江さん（尿酸値7・0／フェブリク錠10mg服用）と、卓越したアイデアでこの本に光を与えてくれたAISAの小林渡さん（同8・2／未発症）、原稿を寄せていただいた痛風、あるいは予備軍の仲間たちに感謝します。

発作が出なかった吉日に編者（尿酸値13）記す

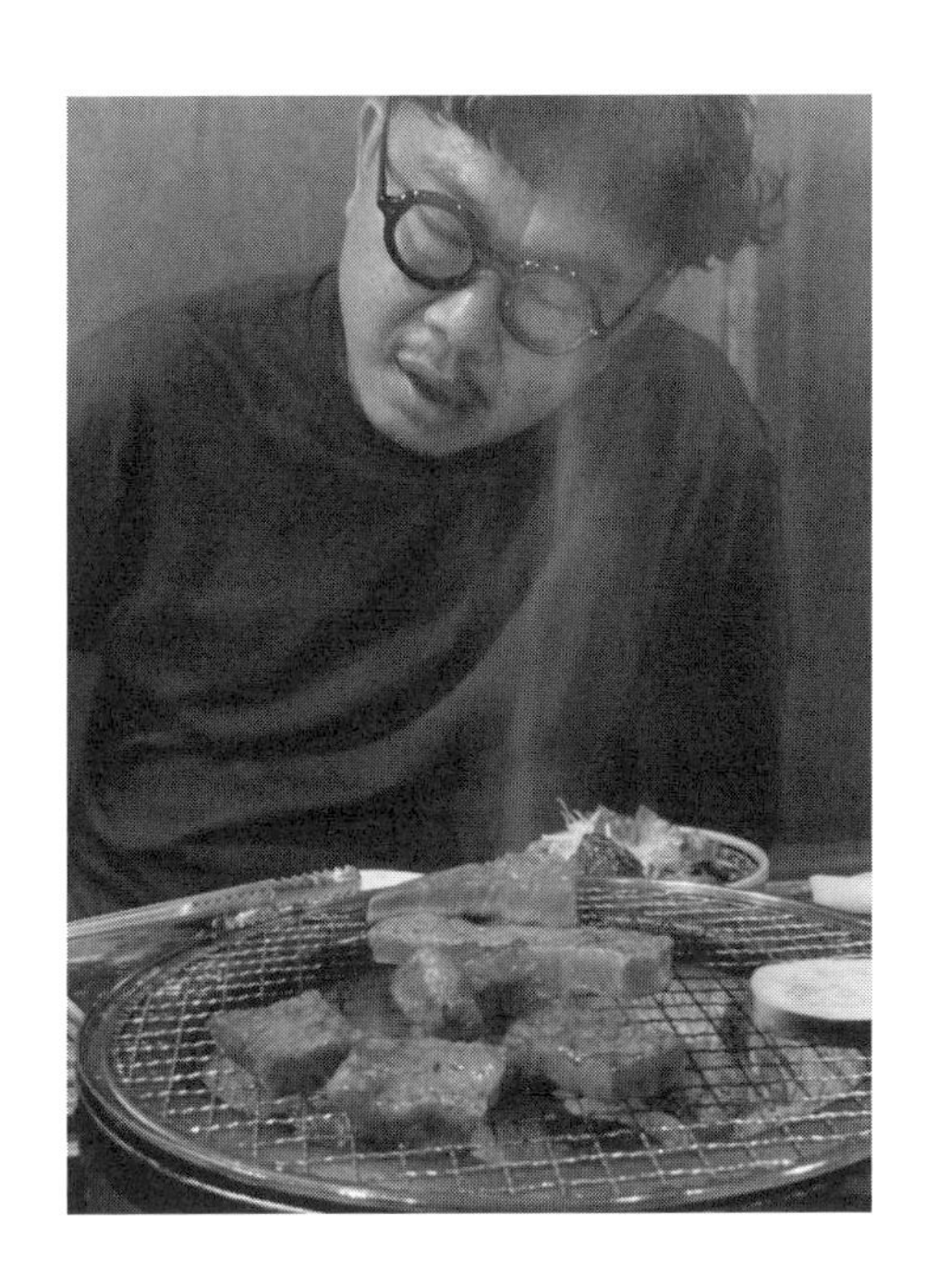

本書はすべて書き下ろしです。

カバーイラスト：清野とおる

写真：キンマサタカ /Adobe Photo stock/Photo AC/Pixabay/senator86

カバー・本文デザイン：小林 渡（AISA）

編集・営業：杉江由次（本の雑誌社）

痛風の朝

2021年8月30日　初版第1刷発行

編者　キンマサタカ
発行人　浜本茂
印刷　モリモト印刷株式会社
発行所　株式会社本の雑誌社
〒101-0051
東京都千代田区神田神保町1-37　友田三和ビル
電話　03（3295）1071
振替　00150-3-50378

定価はカバーに表示してあります。
ISBN978-4-86011-461-9　C0095

マイノリティ・アンソロジー・シリーズ

下戸の夜

――本の雑誌編集部下戸班

お酒を飲まない我らは毎夜、何をしてるのか、何を想うのか――。深夜のドライブ、書店、パフェ。下戸(げこ)の生態、お披露目します。

本邦初!? 下戸の本音をたっぷり集めました。下戸の矜持、夜のお出かけ、酔わない文壇、過激な健全ロックにソフトドリンカー魂の叫び。

お酒がない夜もこんなに楽しい!

下戸の夜

本の雑誌編集部下戸班編

本の雑誌社

四六判並製192ページ
定価1760円(税込)
ISBN978-4-86011-429-9